Christine Rost & Bettina Overkamp

Selbsthilfe bei posttraumatischen Symptomen

Übungen für Körper, Geist und Seele

www.junfermann.de

blogweise.junfermann.de

www.facebook.com/junfermann

twitter.com/junfermann

www.youtube.com/user/Junfermann

www.instagram.com/junfermannverlag

CHRISTINE ROST & BETTINA OVERKAMP

SELBSTHILFE BEI POSTTRAUMATISCHEN SYMPTOMEN

ÜBUNGEN FÜR KÖRPER, GEIST UND SEELE

Junfermann Verlag
Paderborn
2018

Copyright © Junfermann Verlag, Paderborn 2018

Coverfoto © Diana Taliun – iStock

Covergestaltung / Reihenentwurf JUNFERMANN Druck & Service GmbH & Co. KG, Paderborn

Satz & Layout JUNFERMANN Druck & Service GmbH & Co. KG, Paderborn

Bibliografische Information der Deutschen Nationalbibliothek

Die Deutsche Nationalbibliothek verzeichnet diese Publikation in der Deutschen Nationalbibliografie; detaillierte bibliografische Daten sind im Internet über http://dnb.d-nb.de abrufbar.

ISBN 978-3-95571-823-7
Dieses Buch erscheint parallel als E-Book.
ISBN 978-3-95571-824-4 (EPUB), 978-3-95571-826-8 (PDF), 978-3-95571-825-1 (MOBI).

Inhalt

Ein langer beruflicher Weg zu einem kurzen Buch

Bereits seit den 1990er-Jahren sind wir beide schwerpunktmäßig im Traumabereich aktiv. Im Verlauf dieser doch recht langen Zeit haben sich inhaltlich deutliche Verbesserungen in Bezug auf die psychotherapeutische Versorgung traumatisierter Menschen ergeben. So halten wir die Entwicklung und Aktivierung von Ressourcen und die Ausrichtung eines therapeutischen Fokus auf Selbstberuhigung, Distanzierung, Achtsamkeit und Dissoziationsstopp für wichtige und wesentliche Faktoren. Sie stärken die Selbstwirksamkeit von Betroffenen und erleichtern die Bearbeitung traumatischer Erinnerungen. Vieles von dieser Entwicklung ist u. a. unter dem Aspekt der „schonenden Traumatherapie" von Martin Sack zusammengebracht worden.

In diesem Buch wollen wir nicht die Rahmenbedingungen eines traumafokussierten Ansatzes *in der Psychotherapie* vorstellen. Wir legen den Schwerpunkt auf die praktische Umsetzung konkreter therapeutischer Strategien, Haltungen und Techniken. Wie genau passen wir diese an die individuellen Bedürfnisse traumatisierter Menschen an, um ihnen bestmöglich zu helfen? Diese Frage hat uns beide unabhängig voneinander lange Jahre beschäftigt und vieles in unseren jeweiligen Kontexten ausprobieren lassen.

Mit diesem Buch haben wir unsere Erfahrungen zusammengetragen. Daraus ist ein bunter Strauß entstanden mit einer Vielzahl kleiner und größerer praktischer Übungen. Diese bieten wir Ihnen nun an.

Christine Rost
Bettina Overkamp

Teil I

Grundlagen

1. Welchen Nutzen haben die Übungen, und wie kann man sie einsetzen?

1.1 Für wen sind die Übungen gedacht?

Dieses Buch ist als Hilfe für Menschen gedacht, die mit posttraumatischen Symptomen und Störungen konfrontiert sind. Dies sind die Betroffenen selbst, aber auch Angehörige, Freunde oder professionelle BegleiterInnen im Rahmen der Traumapädagogik und -therapie und TherapeutInnen. Wir wollen also zum einen Betroffenen Erklärungen und Handlungsideen an die Hand geben, die ihr Leben verbessern können. Zum anderen richtet sich dieses Buch aber auch an therapeutisch arbeitende Menschen, die nach konkreten Übungen für die Stabilisierungsphase einer Traumatherapie suchen.

Wir haben eine Vielzahl an Übungen zusammengestellt, unspezifische und spezifische Interventionen, die sich entlang der Symptome einer Posttraumatischen Belastungsstörung orientieren. In den Kapiteln 3–10 beleuchten wir zusätzlich den jeweiligen Hintergrund dieser Symptomatik. In den entsprechenden Übungsangeboten versuchen wir, der Unterschiedlichkeit von Menschen gerecht zu werden. Deshalb finden Sie für jede Symptomatik Übungen mit jeweils drei Zugangswegen: kognitiv, imaginativ und Übungen, die den Körper nutzen.

In Kapitel 11 geht es um die Aktivierung der eigenen Stärken und Ressourcen, und für den Anhang haben wir für einige der kognitiven Übungen Arbeitsblätter und weitere Materialien zusammengestellt. Im Anhang finden Sie außerdem Informationen zur Therapieindikation und Therapieplatzsuche.

Traumatisierungen erschüttern innere Grundüberzeugungen. Sie haben Auswirkungen auf das Sicherheitsempfinden und die subjektive Kontinuität des Lebens. Hier erfolgt ein Bruch. Es ist, als bliebe ein Teil der Person wie erstarrt in der Traumatisierung hängen und erwartet nun, dass in Zukunft alles schlecht laufen wird. Es besteht eine starke Sehnsucht, wieder so „wie früher“ (vor der Traumatisierung) zu werden, so, als wäre es möglich, das Ereignis einfach ungeschehen zu machen. Teilweise sind das auch die Hoffnungen und Erwartungen des Umfelds.

Das ist leider nicht möglich, egal, wie sehr sich jemand anstrengen mag. Die Erfahrung der Traumatisierung verändert schlagartig das Denken, Fühlen und die Physiologie. Die Traumafolgesymptome (wie Intrusionen, Vermeidung, Über- und

Untererregung) führen zu Veränderungen, die die Betroffenen sehr belasten. Dieser Zustand ist nachvollziehbarerweise nur schwer auszuhalten.

Die gute Nachricht ist: Man kann einen der aktuellen Situation angemessenen und gleichzeitig angenehmeren Zustand erreichen. Das Leben wurde durch eine traumatische Situation schwer beeinträchtigt, aber mit den Stabilisierungsübungen möchten wir eine praktische Hoffnung vermitteln, dass es wieder ins Lot kommen kann. Es ist möglich, die traumatische Erfahrung zu verarbeiten, sie zu integrieren und eine neue Lebensqualität zu gewinnen. Es gibt sogar manchmal Entwicklungen, die als posttraumatisches Wachstum oder posttraumatische Reifung („post-traumatic growth“) bezeichnet werden. Calhoun & Tedeschi (in Zöllner et al. 2006) benennen fünf potenzielle Bereiche persönlichen Wachstums oder Reifung als Folge von Traumatisierungen:

1. Eine intensivierte Wertschätzung des Lebens mit einem veränderten Bewusstsein für das Wesentliche;
2. eine Intensivierung persönlicher Beziehungen, zu den Menschen, die sich als wirkliche Freunde erwiesen haben, und/oder die Entwicklung eines vertieften Mitgefühls mit – insbesondere Not leidenden – Menschen;
3. Bewusstwerdung der eigenen Stärke angesichts des Erlebens der eigenen Vulnerabilität sowie Entwicklung des Vertrauens, schwerwiegende Ereignisse bewältigen zu können;
4. Entdeckung neuer Möglichkeiten als Orientierungsprozesse im Leben;
5. intensiviertes spirituelles Bewusstsein und Sinnfindung.

Zöllner et al. (2006) betonen, dass jeder dieser genannten fünf Bereiche paradoxe Elemente in sich zu tragen scheint, etwas, das auch auf die Gesamterfahrung posttraumatischen Wachstums zutrifft: Aus einem Verlust entsteht ein Gewinn. Durch die Erkenntnis der existenziell im Leben angelegten Paradoxe werden Traumabetroffene potenziell zu einem dialektischen Denken geführt, das Personen auszeichnet, die als „weise“ gelten (Baltes et al. 1995).

Dies bedeutet aber in keinem Fall, dass wir Traumatisierungen für „gut“ oder sinnvoll halten. Sie lassen sich aber manchmal nicht verhindern, und es kann jeden von uns treffen. Die Frage „Warum ich?“ ist schwer zu beantworten.

All die Anstrengungen, die ein traumatisierter Mensch „automatisch“ unternimmt, zielen darauf ab, Kontrollierbarkeit und Sicherheit im Leben wiederherzustellen. Leider ist auch das nicht möglich. Es ist wichtig zu akzeptieren, dass wir das Leben niemals ganz unter Kontrolle haben. Das Leben geschieht, und teilweise geschehen Dinge, die wir nicht wollen. Was wir aber beeinflussen können, ist die Art, wie wir damit umgehen.

Die von uns in diesem Buch vorgestellten Stabilisierungsübungen sollen helfen, erschüttertes Vertrauen in sich selbst, in die Welt und in den eigenen Körper zurückzugewinnen. Die Übungen sind sowohl für mono- als auch für komplex-traumatisierte Menschen geeignet.

Manche Übungen lassen sich leicht alleine ausprobieren und einsetzen, andere sind leichter unter Anleitung zu erlernen, eventuell auch in Gruppen. Bei bestimmten Störungen bedarf es der therapeutischen Unterstützung (z. B. bei schweren dissoziativen Zuständen).

Deswegen lassen sich die Übungen in diesem Buch in drei Kategorien einteilen, die jeweils mit Icons gekennzeichnet sind.

1. **Übungen, die Sie alleine machen können:** Die meisten Übungen in diesem Buch können Sie leicht alleine erlernen und durchführen. Natürlich lassen sie sich auch im therapeutischen Setting vermitteln, aber das ist nicht unbedingt notwendig. Diese Übungen erkennen Sie an diesem Icon:

2. **Übungen, die mit etwas Unterstützung oder „Starthilfe“ leichter fallen:** Manchmal geht es in Übungen darum, anhand von Fragen Hintergründe zu finden und Lösungen zu entwickeln. Im therapeutischen Setting ist das zunächst leichter. Auch sind einige Übungen besser zu erlernen, wenn jemand Sie anfangs begleitet. Sie können aber durchaus auch selbstständig mit diesen Fragen und Anleitungen (weiter-)arbeiten. Diese Übungen erkennen Sie an diesem Icon:

3. **Übungen, die nur im therapeutischen Setting oder in Begleitung durchgeführt werden sollten:** Einige Übungen zielen darauf ab, schwere dissoziative Zustände zu stoppen, und müssen von außen angeleitet werden und bedürfen einer zweiten Person. Das können therapeutisch arbeitende Menschen sein, aber auch Menschen aus Ihrem Umfeld, die sich mit der Symptomatik befasst haben und auskennen. Diese Übungen erkennen Sie an diesem Icon:

Die Bedeutung von „Stabilisierung“ zeigt sich auch darin, dass die dreistufig konzipierte Traumatherapie damit beginnt. Diese besteht (nach Schnyder et al. 2015 bzw. Van der Hart et al. 2008) aus:

1. Psychoedukation mit Stabilisierung,
2. Bearbeitung der traumatischen Erinnerung(en) sowie der Folgen und
3. Integration mit Trauerarbeit und Unterstützung neuer Entwicklungen.

Dieses Buch beschränkt sich auf Übungen für diese erste Therapiephase, wobei auch in den späteren Phasen immer wieder auf Stabilisierungsübungen zurückgegriffen werden kann.

Es braucht Kraft, Mut und Ausdauer, die schwierige Lebensphase nach einer Traumatisierung zu bewältigen. Es ist kaum möglich, sich auf ein Trauma vorzubereiten, und viele Strategien und Einstellungen, die sich bei Belastungen und in schwierigen Situationen bewährt haben, sind für die Bewältigung nach einer Traumatisierung oft nicht ausreichend. Unter erschwerten Bedingungen gilt es nun, etwas Neues zu lernen. Mit den in diesem Buch beschriebenen Stabilisierungsübungen wollen wir Sie anleiten, bewusst andere Umgangs- und Erlebensweisen zu entwickeln. Vielleicht entsteht daraus eine neue innere Haltung.

1.2 Wie wirken die Übungen?

Distanzierung, Selbstberuhigung und Selbstfürsorge sowie das Entwickeln von Verständnis – das sind die den Übungen zugrunde liegende Strategien. Achtsamkeit und Neugier – und teilweise Spaß am Ausprobieren – kennzeichnen die dafür notwendige innere Haltung.

Die Distanzierungstechniken (in Bezug auf traumatische Erfahrungen) ermöglichen einen angenehmer(en) körperlichen und geistigen Zustand. Der Körper soll Sicherheit, Ruhe und Entspannung erleben oder zumindest wieder eine Ahnung davon bekommen. Kopf und Geist sollen lernen, sich von quälenden Gedanken, Sorgen und Ängsten zu distanzieren. Achtsamkeit und Aufmerksamkeit für die Gegenwart, mehr Wahrnehmung für Angenehmes, Freude und Genuss und ein Sich-(wieder-)verbunden-Fühlen mit anderen Menschen und „dem Leben“ dürfen hingegen (mehr) Raum einnehmen.

All dies passiert nicht von alleine, sondern muss aktiv in Angriff genommen und regelmäßig geübt werden.

In unserer täglichen praktischen Arbeit wenden wir viele der beschriebenen Übungen in Einzelkontakten, manche auch in Gruppensettings an. Für die Bewältigung von Traumafolgesymptomen haben wir bewusst Übungen aus ganz unterschiedlichen Bereichen und mit gegensätzlichen Herangehensweisen ausgesucht; jeder Mensch hat unterschiedliche Fähigkeiten und Vorlieben. Probieren Sie deswegen unterschiedliche Übungen aus und schauen Sie, welche Ihnen zusagen oder leichter fallen. Mit diesen Übungen fangen Sie an. Üben Sie die einzelnen Techniken täglich für ungefähr zehn Minuten, bis sie Ihnen problemlos gelingen. Prüfen Sie, ob die gewünschte Wirkung eintritt bzw. in welchem Umfang eine Veränderung spürbar wird.

Machen Sie dann mit einer Übung weiter, die Sie auf Anhieb nicht so gerne mögen. Lassen Sie sich darauf ein, ohne schon vorher zu definieren, dass es nichts bringen wird. Überprüfen Sie die tatsächliche Wirkung. Manchmal sind es diese unerwarteten Übungen, die den eigenen Horizont erweitern und einen Unterschied machen. Üben Sie die beschriebenen Techniken mit dieser abwechselnden Strategie: etwas, das Ihnen voll und ganz entspricht, und dann wieder etwas, mit dem Sie zunächst etwas „fremdeln".

Täglich üben – und das über einen Zeitraum von 1–2 Wochen hinweg: So erlernen Sie eine Technik am besten. Nicht alle Übungen sind in jeder Umgebung anwendbar. Deshalb empfiehlt es sich, für einen Beschwerdebereich auch immer Alternativen verfügbar zu haben. Viele der Übungen nutzen spielerisch Humor und Kreativität und aktivieren damit diese Ressourcen.

1.3 Hinweise für Therapeutinnen und Therapeuten

Es geht nicht darum, jedem Klienten, jeder Klientin alle in diesem Buch beschriebenen Übungen zu vermitteln. Orientieren Sie sich an den Beschwerden Ihrer KlientInnen und suchen Sie dafür Übungen aus, die unterschiedliche Herangehensweisen nutzen, denn jeder Mensch reagiert anders. Wenn eine Übung nicht klappt, versuchen Sie gemeinsam herauszufinden, woran es liegt. Lässt sich das Hindernis dennoch nicht ausräumen, probieren Sie es mit einer anderen Technik. Es gibt kein „Patentrezept", es ist immer ein gemeinsamer Prozess. Manchmal ist dabei auch Ihr Mut gefordert, Dinge auszuprobieren und vorzumachen.

Nutzen Sie die Übungen gerne auch für sich selbst. Es ist wichtig, sekundäre Belastungen, die durch das Hören von traumatischen Erlebnissen oder durch empathisches Anteilnehmen entstehen können, wieder zu distanzieren und aufzulösen. Das Gleiche gilt für möglicherweise aktivierte eigene Belastungen. Gehen Sie mit gutem Beispiel voran.

1.4 Möglichkeiten und Grenzen der Übungen

Für Sie als Betroffene kann es hilfreich sein, die Effekte und den besten Einsatz der Übungen in einem Heft oder in Ihrem Handy zu dokumentieren. Auf diese Art beginnen Sie damit, Ihren „Notfallkoffer" zu packen. Wenn es mal schwierig wird, stehen Ihnen Ihre Notizen als Erinnerungshilfe zur Verfügung.

Die beschriebenen Techniken helfen, Beschwerden zu stoppen, sie lösen aber nicht das zugrunde liegende Problem: die unverarbeitete traumatische Erinnerung an ein reales Erlebnis. Bleiben die Beschwerden länger als drei bis vier Monate bestehen, ist eine traumatherapeutische Bearbeitung notwendig. In vielen Fällen unterstützen und ermöglichen stabilisierende Techniken diese Verarbeitung. Es ist also in jedem Fall sinnvoll, die beschriebenen Übungen zu erlernen und anzuwenden.

Ganz selten nur lernen wir, kurz innezuhalten, zweimal bewusst durchzuatmen und dann zu entscheiden, wie wir weitermachen wollen. Vielleicht geht es genauso weiter wie vorher, vielleicht ein bisschen anders. Allein diese Achtsamkeitslenkung macht bereits einen Unterschied, vergrößert unsere Wahlmöglichkeiten oder Freiheitsgrade im Leben. Und genau darum geht es in diesem Buch.

Unsere Hoffnung ist, über das Buch mehr Menschen zu erreichen als in Einzeltherapien. Wir wünschen Ihnen und uns von Herzen, dass es hilfreich ist. Wir erheben nicht den Anspruch, dass unsere Auswahl der Übungen abschließend und vollständig ist. Es gibt unendlich viele Ansätze. Wenn Sie für sich bereits etwas gefunden haben, das wirkt, machen Sie weiter damit.

Wir haben die Hoffnung nicht aufgegeben, dass wir in allem, was ist, einen Sinn finden und uns entwickeln können, hin zu klarem Denken, tiefster Menschlichkeit und körperlichem Wohlbefinden. Und dass wir dabei Vertrauen erleben können. Deswegen möchten wir Ihnen Mut machen, sich auf den Weg der Heilung zu begeben.

Viel Erfolg und auch Spaß mit den Übungen!

Zusammenfassung

- Eine Traumatisierung verändert schlagartig das Denken, Fühlen und die Physiologie der Betroffenen. Die Traumafolgesymptome sind sehr belastend und nur schwer auszuhalten.
- Stabilisierungsübungen helfen, trotz traumatischer Erfahrungen (wieder) eine bessere Lebensqualität zu gewinnen. Sie können die Verarbeitung und Integration der Erfahrungen unterstützen.
- Die Übungen tragen zu Distanzierung, Selbstberuhigung und Selbstfürsorge bei.
- Die Übungen nutzen verschiedene Zugänge: kognitiv, imaginativ oder über den Körper. Probieren Sie verschiedene Übungen aus, die Ihnen in unterschiedlichen Kontexten helfen können.
- Einige Übungen können Sie leicht selbst machen, bei einigen ist eine Begleitung empfehlenswert bzw. unbedingt nötig.
- Üben Sie kontinuierlich und regelmäßig, so eignen Sie sich eine Technik am besten an.

2. Trauma und Traumafolgen

2.1 Was ist eine traumatische Situation?

Als potenziell traumatisch bezeichnen wir eine Situation, die eine Gefahr für das Leben oder die körperliche, geistige und seelische Unversehrtheit bedeutet. Im DSM-5, einem Klassifikationssystem für psychische Störungen, findet sich in der neuesten Ausgabe die Definition, dass ein Ereignis als traumatisch einzustufen ist, wenn es jemanden tatsächlich mit dem Tod konfrontiert oder er / sie sich (auch subjektiv) in Todesgefahr befindet. Das kann auch bei einer erheblichen körperlichen Verletzung der Fall sein oder bei einem sexuellen Übergriff. Die Person kann selbst davon betroffen sein, das Ereignis als Augenzeuge beobachtet haben oder erfahren haben, dass es einer nahestehenden Bezugsperson (Familie, enge Freunde) widerfahren ist (Falkai & Wittchen et al. 2015).

Eine solche traumatische Situation tritt meistens unerwartet und plötzlich auf. Typischerweise löst sie u. a. Gefühle von Schrecken, Angst, Hilflosigkeit und Ausgeliefertsein aus.

Von entscheidender Bedeutung ist, wie lange die Erfahrung andauerte und wie oft sie gemacht wurde. Ist sie einmalig und kurzzeitig – z. B. ein (schwerer) Verkehrsunfall oder ein Arbeitsunfall –, stellt sie einen Einbruch in eine sonst „normal" verlaufende Lebensgeschichte dar. Hier sprechen wir von einer einmaligen Traumatisierung bzw. einem Monotrauma.

Anders sieht es aus, wenn Menschen unter traumatisierenden Umständen aufwachsen oder in Situationen geraten, in denen sich traumatische Ereignisse regelhaft oder häufig wiederholen, wie bei wiederkehrender sexueller oder körperlicher Traumatisierung, extremer Vernachlässigung in der Kindheit, während einer Geiselhaft, Inhaftierung, im Krieg oder auf der Flucht. Das negative Umfeld macht es notwendig, sich auf eine andauernde Lebensgefahr / Traumatisierung einzustellen. Die psychische Folgesymptomatik entspricht dann der einer komplexen Traumafolgestörung.

Wenn komplexe Traumatisierungen bereits in der Kindheit beginnen, entwickeln sich andere (stressanfälligere) innere Strukturen als bei jemandem, der relativ behütet aufwächst (Schore 2003). Zudem beeinträchtigen einmalige oder chronische Traumatisierungen in der Kindheit die körperliche und psychische Entwicklung des Kindes.

Je nachdem, in welchem Alter und in welcher Entwicklungsstufe die einmalige, mehrfache oder chronische Traumatisierung des Kindes stattgefunden hat, steigt auch das Risiko für die Entwicklung von körperlichen und psychischen Krankheiten (Felitti et al. 1998).

2.2 Was geschieht während einer potenziell traumatischen Situation?

Wer unerwartet in eine gefährliche Situation gerät, bringt seine eigene Lebensgeschichte mit, seine Fähigkeiten, Erfahrungen, Erwartungen, Reaktionstendenzen, Vorerfahrungen mit guten und belastenden Erlebnissen. Er hat aber auch mit seiner Tagesform zu tun, ist beispielsweise fit oder müde, krank oder gesund … Diese zur Person gehörende Faktoren kommen in einer gefährlichen Situation immer mit den jeweils äußeren Umständen zusammen.

Je jünger ein Mensch ist, desto weniger ist er in der Lage, selbstständig mit schwierigen oder potenziell gefährlichen Situationen umzugehen bzw. diese überhaupt angemessen wahrzunehmen. Deshalb ist die Gefahr einer Traumatisierung in der Kindheit insgesamt höher als im Erwachsenenalter. Auch das Risiko, nach traumatischen Erfahrungen psychische und körperliche Beschwerden zu entwickeln, ist in der Kindheit höher.

Während der gefährlichen Situation kann es bei der betroffenen Person zu Veränderung in der Sinneswahrnehmung kommen, der sogenannten **peritraumatischen Dissoziation**, die sich folgendermaßen zeigen kann:

- Die Zeit kann verlangsamt oder beschleunigt erlebt werden.
- Die Orientierung und das Wissen, was gerade geschieht, können durcheinandergeraten; Verhalten läuft „automatisch“ oder wie fremdgesteuert ab.
- Die Situation selbst erscheint als unwirklich, wie im Traum oder in einem „falschen Film“.
- Das Sehen kann sich auf einen Tunnelblick oder einige wenige Details reduzieren.
- Das Hören verstärkt oder vermindert sich.
- Die Körper- oder Schmerzwahrnehmung kann vermindert oder ausgeblendet sein.

Es ist nicht ganz klar, ob die peritraumatische Dissoziation ein Risikofaktor für die Entwicklung einer nachfolgenden Posttraumatischen Belastungsstörung ist. Relevant ist jedoch, dass in der gefährlichen Situation die Integration und Verarbeitung von Informationen anders abläuft als unter normalen Umständen.

2.3 Neurozeption

Wann fühlen wir uns sicher, wann nicht – und wie kommt es dazu? Das Nervensystem eines jeden Menschen verfügt über drei grundsätzlich unterschiedliche autonome neuronale Regelungskreisläufe der Wahrnehmung, die zusammen die sogenannte Neurozeption (Porges 2017) bilden.

Anders als unsere bewusste Wahrnehmung entscheidet diese im primitiven Teil des Gehirns stattfindende Wahrnehmung, ob wir uns in Sicherheit (Kreislauf 1) oder in Gefahr (Kreislauf 2) bzw. in Lebensgefahr (Kreislauf 3) befinden. Wenn wir unbewusst einen anderen Menschen oder eine Situation als sicher oder als gefährlich wahrnehmen, löst das jeweils eine spezifische neurobiologisch gesteuerte Reaktion und damit unterschiedliches Verhalten aus. Begegnen wir einem anderen Menschen, entscheiden u. a. Faktoren wie Körperhaltung, Bewegungen / Gesten, Mimik sowie die Stimme und deren Modulation darüber, ob wir ihn als „sicher" oder „gefährlich / bedrohlich" erleben.

Entscheidend für die Neurozeption sind unser sympathisches und unser parasympathisches Nervensystem, wobei das parasympathische System sich nochmal untergliedert in einen dorsalen und einen ventralen Vagusnerv. Bei einer als sicher empfundenen Situation oder Person (Reglungskreislauf 1) wird das System für Gefahr unterdrückt und das System für soziales Engagement aktiviert. Dies ermöglicht emotionale und / oder körperliche Nähe sowie soziale Verhaltensweisen, die zu positiven Begegnungen führen (können).

Wird eine Situation oder Person hingegen als gefährlich eingestuft, springt im vegetativen Nervensystem der Sympathikus (Regelungskreislauf 2) an und macht den Körper bereit für Kampf oder Flucht. Adrenalin und Noradrenalin werden ausgeschüttet, die den gesamten Körper unter Spannung setzen. Dadurch steigen das Herzminutenvolumen, die Körperkraft (Muskeltonus) und die Atemfrequenz an. Kurzzeitig werden alle Energien aktiviert, damit wir in einen Kampf eintreten oder uns in Sicherheit bringen können. Bei einer Dauerbelastung werden zusätzlich stoffwechselanregende Hormone wie Cortisol von der Nebennierenrinde ins Blut abgegeben, die die Alarmreaktion wieder bremsen.

Wenn aber weder Kampf noch Flucht möglich erscheinen, springt im vegetativen Nervensystem als dritter Regelkreis für Lebensgefahr der hintere (dorsale) Teil des Vagusnervs an. Dieser Hirnnerv, den es schon bei den Reptilien gibt, reguliert normalerweise die inneren Organe unterhalb des Zwerchfells. Bei Todesgefahr beeinflusst er auch Herzschlag, Atmung und Schmerzwahrnehmung (Unempfindlichkeit), indem er eine Verlangsamung bis hin zur Erstarrungsreaktion verursacht. Zuerst kommt es zu einer Unterwerfungsreaktion, in der der betroffenen Person keine aktive Gegenwehr mehr möglich ist. Reicht das nicht aus, wird über das Herunterfahren des Kreislaufs der Totstellreflex aktiviert. Es kann zu einer Ohnmacht kommen, im Extremfall sogar zum Tod des Individuums.

Die in der Neurozeption ausgelöste chemische Reaktion dient immer dem bestmöglichen Schutz, mit dem Ziel, das Überleben zu sichern. Im vegetativen Nervensystem gibt es keine „gute“ oder „schlechte“ Reaktion bzw. Aktivierung. Es passt sich einfach an die vorhandenen Bedingungen an. Entscheidend ist aber: Bestehen nach Beendigung der Gefahr die Reaktionen des vegetativen Nervensystems fort und lösen sie jetzt auch bei zuvor als „ungefährlich“ eingestuften Reizen Kampf, Flucht oder den Totstellreflex aus, werden sie zum Problem. Das Nervensystem schafft nicht mehr den „Sprung zurück“ in die Wahrnehmung von Sicherheit.

2.4 Welche Folgen kann es nach einer Traumatisierung geben?

Es ist normal, auf eine traumatische Situation mit Stresssymptomen zu reagieren. Laut Fischer (2011) handelt es sich um „normale Reaktionen auf eine unnormale Situation“. Wenn der Stress zu hoch wird, kann das Gehirn die aufzunehmenden Informationen aber nicht mehr vollständig integrieren und verarbeiten. Teile der Informationen werden dissoziiert, sie werden quasi in den Aufnahmezentren des Gehirns unverarbeitet liegen gelassen.

Was macht eine integriert verarbeitete Information aus? Integration bedeutet: Die Erinnerung an eine Erfahrung beinhaltet nur noch die subjektiv wichtigsten Informationen in Bezug auf das Erlebte. Ich kann akzeptieren, dass mir das passiert ist, und was ich erlebt habe, wurde abschließend beurteilt und seine Bedeutung in meine Lebensgeschichte eingeordnet. Doch damit das passieren kann, müssen die mit der Erfahrung verbundenen Gefühle, Körperempfindungen und Gedanken ins Bewusstsein kommen. Das gilt auch für das Wissen, wie ich mich selbst verhalten habe, sowie für den gesamten Ablauf und die Rahmenbedingungen des Ereignisses. Erst dann kann ein Erlebnis als integrierte Erfahrung innerlich abgelegt werden.

Dissoziation (siehe ausführlich dazu Kapitel 9) ist das Gegenteil von Integration und bedeutet, dass einzelne Aspekte kurz- oder langfristig *nicht* in den Fluss des Bewusstseins integriert sind. Beispielsweise wird Schmerz nicht so stark wahrgenommen oder überhaupt nicht empfunden (körperliche Anästhesie). Auch Gefühle können weniger intensiv oder überhaupt nicht empfunden werden (emotionale Betäubung) oder auch Fakten bzw. Wissen zum Ereignis können ausgeblendet sein

(Amnesie). Diese Reduktion der Wahrnehmung und des Erlebens bezeichnet man als Untererregungssymptomatik (siehe Kapitel 8).

Parallel dazu kann sich aber auch eine Übererregungssymptomatik (siehe Kapitel 6) zeigen. Hierunter versteht man eine chronisch erhöhte vegetative Grundanspannung, also anhaltende Stresssymptome. Typisch hierfür sind Schlafstörungen (siehe Kapitel 7), intrusive Symptome (einschießende Erinnerung oder Wiedererleben des belastenden Ereignisses, siehe Kapitel 3, 4 und 5), eine erhöhte Wachsamkeit (Hypervigilanz) und Schreckhaftigkeit, belastende Gedanken und Gefühle, Verhaltensänderungen wie vermehrte Aggression (siehe Kapitel 10), sozialer Rückzug bis hin zu regressivem Verhalten; außerdem Vermeidungsverhalten in Bezug auf alles, was mit dem belastenden Ereignis zu tun hatte, sowie unklare körperliche Beschwerden, besonders im Magen- und Darmbereich (siehe Kapitel 5 und 6).

Im Anschluss an eine belastende Situation ist es also notwendig, den Betroffenen zu helfen, die vegetative Über- oder Untererregung wieder zu normalisieren.

2.5 Was hilft Betroffenen direkt nach einer Traumatisierung?

Nach Hobfoll (2007) gibt es grundsätzlich fünf hilfreiche Unterstützungsmöglichkeiten:

- den Betroffenen ein Gefühl von Sicherheit vermitteln,
- sie beruhigen,
- ein Gefühl für die eigene und die kollektive Selbstwirksamkeit anstoßen,
- ein Gefühl von Verbundenheit anstoßen (Bindungssystem aktivieren) und
- Hoffnung vermitteln.

Allgemeine Empfehlungen für Betroffene sind:

- alltägliche Routine möglichst beizubehalten,
- mit verlässlichen Menschen (wenn möglich) über die Gefühle und das Erlebte zu sprechen,
- Entspannungsübungen durchzuführen, um Ängste und Spannungen zu reduzieren,
- sich regelmäßig sportlich zu betätigen, um Stress zu reduzieren,
- regelmäßig und ausreichend zu schlafen,
- keinen Alkohol zu trinken und keine Drogen zu nehmen.

Als nicht hilfreich in der Zeit nach einer Traumatisierung haben sich Beruhigungsmittel (Benzodiazepine) und Antidepressiva (WHO 2013) erwiesen. Benzodiazepine stören die Verarbeitung und die Speicherung von Informationen im Gehirn.

Aufgrund ihres Suchtpotenzials sollten Schlafmittel nur sehr kurz (einige Tage) eingenommen werden. Sedierende Antidepressiva eignen sich wegen ihrer schlafanstoßenden Wirkung dafür besser (Leitlinie S2 für akute Traumatisierungen). Hilfreicher kann tatsächlich die Gabe eines Betablockers sein, wenn die Übererregung auch nach zwei Wochen nicht aufhört und der Puls dadurch weiterhin bei über 90 Schlägen pro Minute bleibt. Ein Betablocker reguliert die Erregung auf körperlicher Ebene, und mit einer Beruhigung im vegetativen Nervensystem erhöht sich die Chance für eine (spontane psychische) Verarbeitung. Aber auch Akkupunktur, soziale Kontakte oder selbst eine warme Hühnersuppe können hier helfen, also alles, was beruhigt.

Psychisch gesunden und widerstandsfähigen Menschen helfen diese Maßnahmen, besser mit der hohen Stressbelastung fertigzuwerden und auch eine traumatische Erfahrung schneller zu integrieren. Doch bei ca. einem Drittel aller Betroffenen erfordert es spezifischere Interventionen, die zum einen den Umgang mit den entstandenen Beschwerden betreffen (Übungen im Buch), zum anderen die Verarbeitung und Integration der traumatischen Erfahrung in die eigene Lebensgeschichte ermöglichen sollen (im Rahmen einer Traumatherapie).

Es ist also nicht notwendig, nach *jedem* belastenden Ereignis fachliche Hilfe in Anspruch zu nehmen, denn bei vielen Menschen reichen die Selbstheilungskräfte aus, um die Erfahrung zu integrieren. Es ist jedoch völlig in Ordnung, sich dazu eine fachliche Meinung einzuholen, etwa bei Beratungsstellen, Opferhilfe-Einrichtungen, Trauma-Ambulanzen in Kliniken oder bei ambulant arbeitenden TraumatherapeutInnen. In einem ersten Gespräch lässt sich einschätzen, ob es Anzeichen für eine gute Verarbeitung gibt bzw. ob jemand bereits in der Frühphase unter starken Symptomen leidet und / oder ein erhöhtes Risiko aufweist, eine Traumafolgestörung zu entwickeln. In den ersten vier (Probe-)Stunden einer Psychotherapie wird erklärt, was ein Trauma ist, welche Folgen entstehen können (Psychoedukation), welche grundsätzlichen Techniken zur Affektregulation möglich sind, wie eine Therapie aussehen würde, welche Methoden dabei eingesetzt werden bzw. wo sie durchgeführt werden könnte.

Im privaten Bereich sind hier die gesetzlichen und auch die privaten Krankenkassen zuständig. Im Rahmen von berufsgenossenschaftlich versicherten Unfällen (Arbeits- oder Wegeunfällen) und Überfällen wurde über die Deutsche Gesetzliche Unfallversicherung (DGUV) nicht nur die durchgangsärztliche (medizinische) Versorgung geregelt, sondern auch ein Verfahren etabliert, das zeitnah die Einleitung psychologischer Interventionen und Frühinterventionen unterstützt (Psychotherapeutenverfahren).

2.6 Wie verlaufen die Symptome?

Nahezu jeder Mensch zeigt nach einer Konfrontation mit einer traumatisierenden Erfahrung in den ersten drei Tagen psychische Belastungssymptome. Ein Großteil der Beschwerden klingt meistens schnell (innerhalb der ersten zwei Wochen) ab. Die restlichen Symptome brauchen etwas länger, aber nach drei bis vier Monaten sollten auch sie abgeklungen sein.

Seltener kommt es zu posttraumatischen Beschwerden, die erstmalig mit einer Verzögerung von bis zu sechs Monaten auftreten (late onset). Bei schweren Traumatisierungen wie Vergewaltigung, sexuellem Missbrauch in der Kindheit und Kriegsgeschehen bleiben im Durchschnitt bei ungefähr 30–40 Prozent aller Betroffenen posttraumatische Beschwerden bestehen (Rothbaum 1992, Kessler 1999, Flatten et al. 2011) und chronifizieren.

Das Risiko, ein traumatisches Ereignis nicht zu verarbeiten, steigt, je mehr Gewalt im Spiel war, je jünger die Betroffenen und je geringer ihre Handlungsmöglichkeiten waren. Auch Vortraumatisierungen erhöhen die Vulnerabilität (= Anfälligkeit, eine langfristigere oder schwerere psychische Folgesymptomatik zu entwickeln) bei einem erneuten Vorfall.

Für die Verarbeitung eines traumatischen Ereignisses ist auch Unterstützung aus dem Umfeld sehr wichtig. Fehlt diese oder kommen weitere Belastungsfaktoren hinzu (wie z. B. Bürokratie, Ärger mit Versicherungen und Kostenträgern, Befragung bei der Polizei unter Druck, Schuldzuweisungen, Kündigung durch den Arbeitgeber u. Ä.), kann dies die Verarbeitung nachhaltig erschweren (Flatten et al. 2011).

Ist eine der Traumafolgen eine schwere körperliche Verletzung, fließt ein Großteil der Kraft und der Aufmerksamkeit in die medizinische Versorgung und die körperliche Heilung. Dies kann anfangs sogar die psychische Belastung durch den Vorfall überlagern, sodass die psychischen Folgen erst in Erscheinung treten, wenn die körperliche Heilung weit fortgeschritten oder abgeschlossen ist und der Alltag wieder seinen Lauf nimmt (S2 Leitlinien für akute Traumatisierung). Es können aber bereits von Anfang an auch Intrusionen wie Albträume (siehe Kapitel 4) und / oder Dauerintrusionen bestehen, und das nicht nur bei schweren körperlichen Folgen wie Verbrennungen oder bei Amputationen.

Wenn die psychische Belastung von Anfang an hoch ist oder über die ersten Tage hoch bleibt, z. B. wegen anhaltender Schlafstörungen und belastender Intrusionen, sollte auch zeitnah zum Ereignis eine professionelle spezifische traumatherapeutische Unterstützung gesucht werden. Auch bei Suizidgedanken ist es auf jeden Fall angeraten, umgehend professionelle Hilfe aufzusuchen.

2.7 Welche Krankheiten können nach einem traumatischen Erleben entstehen?

Bei uns Menschen gibt es keine einfache Verbindung zwischen Ursachen bzw. auslösenden Ereignissen und Krankheiten. Immer spielen ganz unterschiedliche Faktoren eine Rolle, und deshalb gibt es auch etwas komplexere Modelle, um diese Zusammenhänge abzubilden. Für die westliche Medizin gibt es u. a. das biopsychosoziale Entstehungsmodell (Egger 2005) von Krankheiten.

Als psychische Traumafolgestörungen bezeichnen wir alle psychischen Symptome, Syndrome und Störungen, die nach einer Traumatisierung auftreten und mit dieser in Zusammenhang stehen. In diagnostischen Manualen wie der ICD-10 werden spezifische und ergänzende Störungen aufgelistet.

Spezifische Störungen:
- Posttraumatische Belastungsstörung (F43.1)
- Akute Belastungsreaktion (F43.0)
- Anpassungsstörungen (F43.2)

Ergänzende Störungen:
- Angststörungen (insbesondere die Phobien F40.2)
- Dissoziative Störungen (F44)
- Somatoforme Störungen (F45)
- Depressionen

Die Prävalenz (also das Vorliegen der Störung zum Zeitpunkt der Erhebung) der Posttraumatischen Belastungsstörung in der Allgemeinbevölkerung in Deutschland liegt zwischen 1,5 und 2 Prozent (Flatten et al. 2011).

Nach Unfällen (also nach einem potenziell traumatisierenden Ereignis) kommt es zu mehr Angststörungen als zu der vermeintlich „typischen" Posttraumatischen Belastungsstörung (PTBS). In einer Untersuchung von Yehuda et al. (1998) an 174 Personen nach Verkehrsunfällen in Australien entwickelten nur 19 Prozent in der Folge das Vollbild einer PTBS, aber 37 Prozent regierten mit einer Angststörung, 17 Prozent entwickelten depressive Reaktionen und 15 Prozent eine Suchterkrankung. Diese Zahlen erfassen wohlgemerkt nur das Vollbild der Störungen. Es gibt natürlich häufiger auch Teilbilder oder ein gemeinsames Auftreten von Erkrankungen (Komorbidität).

Wenn bereits in der Kindheit Traumatisierungen stattfinden, steigt das Risiko deutlich an, im Lebensverlauf auch körperliche Erkrankungen zu entwickeln. Dies wurde in der ACE-Studie (Adverse Childhood Experiences, Felitti et al. 1998) erstmals explizit nachgewiesen. An dieser Untersuchung einer großen amerikanischen Krankenkasse nahmen über 17.000 Personen teil. Die Forscher untersuchten, welchen Einfluss unterschiedliche Belastungen in der Kindheit auf die Gesundheit hatten. Erfasst wurden zehn Risikofaktoren, die vor dem 18. Lebensjahr aufgetreten waren. Dazu gehörten wiederholte körperliche Misshandlung, schwerer emotionaler Missbrauch oder sexueller Missbrauch (mit Körperkontakt). Auch familiär-elterliche Belastungen (Dysfunktionen) wurden untersucht, z. B. dass ein Haushaltsmitglied im Gefängnis, alkohol- oder drogenkrank war, dass es häusliche Gewalt gegen die Mutter gegeben hatte, ein Familienmitglied chronisch depressiv, seelisch krank oder suizidal war oder dass die Untersuchten zumindest einen Elternteil in der Kindheit verloren hatten (Scheidung oder Tod). Je mehr Belastungsfaktoren zutrafen, umso höher war das Risiko für das Auftreten einer chronisch-obstruktiven Lungenerkrankung, für ischämische Herzerkrankungen, Schlaganfälle, Krebserkrankungen, aber auch für Depressionen, Suchtverhalten und Suizidalität (dt.: Felitti 2002; Felitti et al. 2007). Weitere Zusammenhänge werden aktuell erforscht.

2.8 Was hilft bei der Verarbeitung belastender Erlebnisse?

In der Forschung wurden nicht nur Belastungen untersucht, sondern auch Faktoren, die Menschen widerstandsfähig gegenüber Belastungen machen. Man spricht hier von **Resilienz**, für die verschiedene Faktoren gefunden wurden (Werner 1971). Unterstützend für die Verarbeitung traumatischer Erfahrungen wirken:

- Die Fähigkeit, Probleme lösen zu können und in einer schwierigen Situation denkfähig zu bleiben.
- Die Überzeugung, dass man etwas bewirken kann (Selbstwirksamkeit), weil man dann auch aktiver reagieren wird. Dies verstärkt das Vertrauen in sich selbst (Selbstvertrauen).
- Das Bewusstsein, etwas wert zu sein.
- Die Fähigkeit, sich sicher an andere Menschen zu binden. Bindung hilft auch bei der Regulation von Gefühlen und Erregung.
- Sozial kompetentes Verhalten, da dieses wieder zu guten Beziehungen führt.
- Eine zuversichtliche Lebenshaltung und Kreativität, die wiederum ihrerseits kreative Denkprozesse anstoßen und zu lösungsorientiertem Denken und Handeln führen.

2.9 Was kann man vorbeugend tun?

Primäre Prävention: Training für gefährliche Situationen

Im beruflichen Umfeld, aber auch im privaten Bereich kann es hilfreich sein, potenzielle Gefahrensituationen zu trainieren und sich dadurch so gut wie möglich auf den Ernstfall vorzubereiten. Hierfür gibt es ganz unterschiedliche präventive Maßnahmen:

- Schulungen für medizinisches Personal in medizinischen Notfällen,
- Erste-Hilfe-Maßnahmen für die Allgemeinbevölkerung,
- Ausbildung zum Rettungsschwimmer,
- Deeskalationstraining für den Umgang mit aggressiven Menschen,
- Einsatzübungen für Soldaten,
- Übungen für Einsatzkräfte bei Großschadensereignissen,
- Fahrtraining bei Glatteis etc.

All diese Maßnahmen sollen helfen, die Denkfähigkeit in den trainierten Situationen zu erhalten und schneller und besser reagieren zu können.

Sekundäre Prävention (1): Soziale Unterstützung

Soziale Unterstützung hilft in allen Lebenslagen und ist auch nach einer Traumatisierung ein relevanter Protektionsfaktor. Es gibt hilfreiche Interventionen, die von außen aus dem Umfeld kommen können und die die Verarbeitung und Bewältigung der Erfahrung unterstützen. Als hilfreich benannt werden zum einen Menschen, die „präsent" bleiben und sich nicht zurückziehen, sowie praktische Hilfsangebote im Alltag. Dazu zählen z. B. Kochen (bekocht zu werden) oder Hilfe beim „Papierkram" und all den Dingen, die man schon immer nicht mochte und mit denen man sich jetzt völlig überfordert fühlt.

Im beruflichen Kontext erweisen sich Vorgesetzte als hilfreich, die freundlich kommunizieren, für Entlastung und eventuell auch für Hilfe sorgen (Fullerton et al. 1992). Unterstützend wirken auch berufliche Strukturen, die einen Wiedereinstieg in die Arbeitstätigkeit z. B. nach einem Arbeitsunfall regeln.

Sekundäre Prävention (2): Unterstützung durch spezifische Interventionen

Egal, wie kompetent und fähig Menschen sind: Jeder von uns kommt irgendwann an seine Grenzen. Wenn einfach alles zu viel wird und sich Beschwerden einstellen, dürfen wir uns Unterstützung suchen.

Eine solche erste Hilfe will dieses Buch sein. In den folgenden Kapiteln stellen wir Übungen für die einzelnen Symptome der Posttraumatischen Belastungsstörungen vor. Der Einsatz der Übungen beschränkt sich jedoch nicht auf die PTBS; sie können natürlich auch bei entsprechenden Beschwerden im Rahmen anderer Erkrankungen angewandt werden.

Zusammenfassung

- Welche Folgen eine Traumatisierung hat, hängt von der Schwere der Erfahrung, der Stressempfindlichkeit des Gehirns und der nachfolgenden sozialen Unterstützung ab.
- Insgesamt ist die Gefahr einer Traumatisierung in der Kindheit höher als im Erwachsenenalter. Auch das Risiko, nach traumatischen Erfahrungen psychische und körperliche Beschwerden zu entwickeln, ist in der Kindheit erhöht.
- In Gefahrensituationen stellt sich unser Nervensystem auf Kampf oder Flucht ein. In Situationen, die als gänzlich ausweglos erlebt werden, kommt es zum Totstellreflex.
- Manchmal schafft das Nervensystem danach nicht mehr den „Sprung zurück in die Normalität“. Obwohl Sicherheit herrscht, reagiert es, als bestünde eine Gefahr.
- Erinnerungen werden normalerweise vom Gehirn integriert (verarbeitet und abgelegt). Die mit der Erfahrung verbundenen Gefühle, Körperempfindungen und Gedanken werden im Gedächtnisspeicher abgelegt. Passiert das (teilweise) nicht, kommt es zur Dissoziation.
- Traumatische Erfahrungen können weitere psychische Störungen nach sich ziehen, aber auch später zu körperlichen Erkrankungen führen. Letzteres ist vor allem dann der Fall, wenn die Traumatisierung in der Kindheit erfolgte.

Teil II

Übungen

3. Wiedererleben des traumatischen Ereignisses: Intrusionen und Flashbacks

3.1 Wie entstehen Intrusionen und Flashbacks?

Für nicht verarbeitete belastende Erlebnisse ist es typisch, dass Fragmente oder auch das gesamte Geschehen plötzlich wiedererlebt werden können. Meistens wird die Rückerinnerung ausgelöst (getriggert), weil Situationen in der Gegenwart Ähnlichkeiten mit der belastenden Erinnerung haben. Es gibt unendlich viele mögliche Trigger. Sie wirken unbewusst und können zu einer plötzlichen Veränderung in der psychischen und körperlichen Befindlichkeit führen. Es gibt Trigger, die

- visuelle Ähnlichkeiten aufweisen (z. B. Bart, Mütze, Helm, Kleidung, Örtlichkeiten), aber auch
- ähnliche Geräusche (Sirene, Krach, Hubschrauber, Lautstärke u. Ä.) beinhalten,
- ähnliche Gefühle (z. B. Angst, Hilflosigkeit, Einsamkeit, Traurigkeit, Ausgeliefertsein, Wut) auslösen,
- über eine ähnliche Körperhaltung (z. B. Rückenlage, gekrümmt) ausgelöst werden,
- eine ähnliche Körperreaktion (z. B. Luftanhalten, Herzrasen, Kälte, Wärme, Druckgefühl, Schmerzen, Boden unter den Füßen verlieren) verursachen und / oder
- ähnliche Gerüche (z. B. Alkohol, Zigaretten, Schweiß, Brandgeruch) aufweisen.

All dies kann eine Intrusion oder einen Flashback antriggern. Als Intrusion bezeichnet man eine Doppelwahrnehmung: Die Realität wird noch wahrgenommen, aber gleichzeitig wird auch die frühere Erinnerung (oder Elemente davon) wiedererlebt. Als Dauerintrusion kann dieser Zustand auch konstant erlebt werden, ohne dass es aktuell einen speziellen Auslöser gibt.

Das traumatische Wiedererleben kann auch derart massiv sein, dass der eigene Bezug zur Gegenwart zeitweise verloren geht. Dann sprechen wir von einem Flashback (= blitzartiges Wiedererleben). In diesem Zustand ist das Sprachzentrum (Brocca-Areal) vermindert durchblutet. Das Sprechen wird so erschwert, und auch das eigene Verständnis für das Erleben ist reduziert (eingeschränkte Symbolisierungsfähigkeit).

Warum kommt es zu Intrusionen und Flashbacks? In beiden Fällen sind die traumatischen Erfahrungen dysfunktional im Gehirn gespeichert. Die Informationen gelangen nicht in den Gedächtnisspeicher (u. a. Hippocampus und Frontalhirn), sondern verbleiben unverarbeitet in den „Aufnahmezentren“ des Gehirns. Diese Hirnregionen sind aber auf keine langfristige Speicherung ausgelegt, und deshalb gibt es für die hier liegenden Informationen keinerlei zeitliche Zuordnung zur Vergangenheit. Werden sie reaktiviert, werden sie als gegenwärtig erlebt.

Nur wenn Erlebnisse im Endspeicher des Gedächtnisses abgelegt werden, sind sie mit dem Gefühl verbunden, vergangen zu sein. Es werden dann auch nicht mehr alle Details erinnert, sondern nur die subjektiv wichtigen. Man kann das gut an Urlaubserlebnissen überprüfen: Wenn z. B. mehrere Menschen zusammen Urlaub gemacht haben, werden von den Beteiligten oft ganz unterschiedliche Details oder Ereignisse erinnert. Auch ist es wohl möglich, sich in schöne Urlaubserinnerungen richtig hineinversetzen; trotzdem weiß man, dass der Urlaub vorbei ist. Mit der Zeit werden Erinnerungen unschärfer und verblassen.

Im Gegensatz dazu werden unverarbeitete Erlebnisse bei Aktivierung immer noch wie gegenwärtig und mit allen Details erinnert, selbst nach Jahren oder Jahrzehnten, z. B. Kriegserinnerungen, Flucht, Kindheitstraumen u. Ä.

Die im Folgenden beschriebenen Interventionen sollen helfen, intrusive, belastende Erinnerungen wieder zu distanzieren. **Als Wichtigstes gilt es zuerst einmal wahrzunehmen: Jetzt erlebe ich etwas, das aus der Vergangenheit kommt. Ich entscheide mich bewusst dafür, davon Abstand zu nehmen.** Diese Übungen können Sie selbstständig und / oder mit Unterstützung durchführen, z. B. mit einem Partner, einer Partnerin oder im therapeutischen Setting.

3.2 Ablenkung

Sich von den belastenden Intrusionen abzulenken ist eine unspezifische Intervention. Sie setzt nicht voraus, dass man weiß, was genau wiederaufgetaucht ist, oder dass man irgendwelche Techniken „kann“. Die Aufmerksamkeit wird von der Intrusion weg- und zu unbelasteten oder positiven Erinnerungen oder Tätigkeiten hingelenkt. Hierbei gilt die Regel: **Je mehr Bewusstsein / Aufmerksamkeit diese Ablenkung benötigt, umso besser hilft sie.**

Bei allen ablenkenden Tätigkeiten besteht jedoch das Risiko, dass am Ende die Intrusion wieder auftauchen kann. Die Ablenkung hat nicht gereicht, die wieder aufgetauchte belastende Erinnerung bzw. das Fragment zu distanzieren. Das gilt besonders dann, wenn der Auslöser für die Rückerinnerung weiter besteht.

Alle Ablenkungsinterventionen bedürfen keiner großen Vorbereitung, aber nicht alle lassen sich immer und überall durchführen. Deshalb gibt es verschiedene Vorschläge.

Alltagstätigkeiten oder Zukunftsplanung als Ablenkungsinterventionen

Ablenkenden Charakter können alle **Anforderungen des Alltags** haben. Das können z. B. Aufgaben sein, die heute noch erledigt werden müssen, also eher Pflichtaufgaben. Es können aber auch angenehme Aktivitäten sein oder Pläne für den nächsten Urlaub.

Zur Intervention können ganz normale **Tätigkeiten** werden, wie z. B. die Wohnung putzen, das Auto waschen u. Ä. Es eignen sich auch Kochen und Backen und alles, was man mit den Händen tut: Stricken, Sticken, Häkeln, Klavierspielen, mit Holz, Ton oder Stein arbeiten usw. Bei den letztgenannten Beispielen ist besonders hilfreich, dass sie mit Bewegung und Wirksamkeit verbunden sind: Man sieht eine Veränderung, es entsteht etwas Neues (Selbstwirksamkeit).

Auch **sportliche Aktivitäten** gehören zu den wirkungsvollen ablenkenden Interventionen: Joggen, Walken, Radfahren, Tanzen, Liegestütze, Klimmzüge u. Ä. Über die länger andauernde Bewegung werden Endorphine ausgeschüttet und Adrenalin wird abgebaut. Das Erregungsniveau im Körper (das Stresslevel) verändert sich in Richtung mehr Entspannung und Wohlbefinden. Außerdem unterstützt Bewegung die Konzentration, das räumliche Denken, das Arbeitsgedächtnis und stärkt das Selbstbewusstsein (Ackermann 2018).

3.3 Distanzierungstechniken

Während Ablenkung häufig spontan als Bewältigung eingesetzt wird, müssen Distanzierungstechniken vermittelt und geübt werden. Dazu braucht es anfangs einen geschützten Rahmen, weil Betroffene bewusst in Kontakt mit der Belastung gehen müssen. Über eine der Übungen können sie erfahren, dass sie nicht in der Erinnerung hängen bleiben müssen, sondern dass es möglich ist, aktiv Distanz herzustellen und die Kontrolle zurückzugewinnen.

Es gibt verschiedene Möglichkeiten, Distanz herzustellen: über imaginative oder kognitive Techniken, über Sprache und deren Verfremdung sowie über den Körper.

3.3.1 Distanzieren über kognitive Tätigkeiten

Zu den kognitiven Distanzierungsmöglichkeiten gehören Kreuzworträtsel, Spiele wie Schach oder Computerspiele wie z. B. Tetris. Das Bewusstsein wird bei all diesen Strategien auf neutrale Informationen gelenkt, die aber sehr viel Aufmerksamkeit fordern. Wie eine Studie zu Tetris aus England zeigt, können sie bildhafte Intrusionen verdrängen (James et al. 2015), indem sie den visuellen Kortex überlagern.

Auch Musizieren gehört zu den kognitiven Distanzierungsinterventionen. Das Spielen eines Instruments erfordert eine hohe Aufmerksamkeit und aktiviert viele Zentren im Gehirn, besonders wenn neue Stücke eingeübt werden. Über die Auswahl der Musik kann man zusätzlich die Gefühle beeinflussen. So kann ruhige und langsame Musik eher beruhigen und entspannen (Nilsson 2009; Nilsson et al. 2005).

3.3.2 Kognitive Distanzierung durch Differenzieren: Unterschiede zu früher finden

Eine kognitive Distanzierung setzt eine bewusste Beschäftigung sowohl mit dem getriggerten Erleben als auch mit der Wahrnehmung in der Gegenwart voraus. Das fällt im therapeutischen Gespräch meist leichter, man kann sie aber auch alleine durchführen, dann am besten schriftlich.

Die **Differenzierung** hilft dabei, den Unterschied zwischen früher (im belastenden Erlebnis) und heute herauszuarbeiten. Die Unterschiede betreffen sowohl Äußerlichkeiten als auch eigene Fähigkeiten und Fertigkeiten zur Einflussnahme. So sind z. B. in der Gegenwart die Einflussmöglichkeiten meistens deutlich größer: Ein kleines Kind hat noch wenig Einfluss auf das, was mit ihm geschieht, ein Erwachsener wird viel ernster genommen und kann deutlich mehr mitbestimmen. Ein Kind hat erst wenige Fähigkeiten, ein Erwachsener konnte mehr Fertigkeiten entwickeln.

Eine belastende Erinnerung wird durch eine Ähnlichkeit getriggert (siehe Kap. 3.1). Diese betrifft häufig gar nicht das zentrale Erleben (z. B. Hilflosigkeit bzw. Ausgeliefertsein), sondern eher eine Randerscheinung wie Details der Umgebung, einzelne Aspekte vom Aussehen des Täters, Gerüche, Geräusche, Worte oder Sätze, Dialekt, andere sprachliche Details, ausgelöste Gefühle, Körperreaktionen, Körperempfindungen oder -haltungen, Tageszeit, Helligkeit oder Dunkelheit u. Ä.

Diese Aufzählung, die sich problemlos ergänzen ließe, macht deutlich, dass die vielleicht naheliegendste und bei Betroffenen sehr populäre Strategie nicht funktionieren kann: alle Auslöser zu vermeiden. Dass jemand anfällig für Trigger ist, lässt sich langfristig nur durch die Integration der traumatischen Erfahrung auflösen.

In einer therapeutischen Intervention zur Differenzierung versuchen wir herauszufinden, auf welchen Aspekt des Erlebens in der Gegenwart der Klient reagiert hat. Anschließend werden die Unterschiede zwischen Vergangenheit und Gegenwart herausgearbeitet. Je mehr Unterschiede gefunden werden, umso besser. Wenn die Therapeutin die Anzahl der benannten Unterschiede an ihrer Hand sichtbar mitzählt, verstärkt sie den Unterschied. Auch hilft es, detaillierte Fragen zu stellen, um möglichst viele Unterschiede auszumachen.

Arbeitsblatt 1 (Anhang, Seite 175 f.) enthält eine Schritt-für-Schritt-Anleitung zur Differenzierung.

Beispiele für Differenzierungen:

Ähnlichkeiten zum Aussehen des Täters wirken als Trigger, z. B. Glatze, Brille, Kapuze oder schwarzen Kleidung. Wir suchen dann nach den **Unterschieden** zwischen damals und heute in Nuancen wie: Größe, Gewicht, Haarfarbe, Kleidung, Alter, Ausstrahlung, Benehmen und Verhalten etc.

Ähnlichkeiten in Details der Umgebung: Der Klient soll genau beschreiben, was heute anders ist, z. B. Unterschiede in Farbe, Helligkeit, Jahreszeit, baulichen Details oder Geruch etc.

Bei einer Ähnlichkeit mit einer bestimmten Körperhaltung kann ein **Unterschied** sein, dass in der Gegenwart die Haltung freiwillig eingenommen wurde (z. B. bei einer Untersuchung oder beim Geschlechtsverkehr). Im Gegensatz zu damals kann sie heute auch jederzeit wieder verändert werden, und es gibt die Möglichkeit, „Stopp!“ zu sagen und aufzuhören. Hier geht es um die Möglichkeit von Kontrolle, Grenzen zu setzen und einzuhalten und Einflussnahme.

Wenn das belastende Erlebnis in der Kindheit lag, kann es auch hilfreich sein zu fragen, woran die Betroffene merkt, dass sie heute erwachsen ist, respektiert wird, sich wehren könnte u. Ä.

In der Eigenanalyse zur Differenzierung geht man folgenden Fragen nach:

- „Seit wann geht es mir jetzt schlecht?“
- „Was genau habe ich zu dieser Zeit oder kurz davor erlebt?“
- „Auf welchen Aspekt des Geschehens habe ich negativ reagiert?“
- Oder: „Was hat mich möglicherweise an die frühere belastende Situation erinnert?“

Wenn der Auslöser klar geworden ist, kommt der Bezugswechsel zur Gegenwart:

- „Was genau ist in der heutigen Situation anders und besser?“ (möglichst viele Details beschreiben)
- „Wie geht es mir jetzt am Ende der Analyse?“
- „Bin ich wieder ganz in der Gegenwart?“
- „Woran merke ich, dass ich heute sicher bin?“
- „Woran merke ich, dass ich heute erwachsen bin?“

3.3.4 Distanzieren über Sprache: Veränderte Sprache

Wenn sich beim Sprechen über das traumatische Erleben eine hohe Belastung zeigt, kann es im therapeutischen Rahmen hilfreich sein, die Sprache zu verfremden. Dies kann man unter anderem erreichen über eine Variation der Stimmhöhe („Micky-Maus-Stimme“ oder Bass-Stimme) und über „komisches Sprechen“ (Henderson 2001). Durch die Verfremdung der Sprache erreicht man mehr Abstand zum Erzählten. Da diese stimmlichen Verfremdungen leicht albern wirken können, ist es wichtig, vorher zu erklären: Wir wollen uns nicht über das Geschehen lustig machen, sondern es geht darum, über die veränderte Sprache mehr emotionalen Abstand herzustellen. Im therapeutischen Setting macht der Therapeut den Anfang und öffnet so den Raum der Verfremdung.

Das **„komische Sprechen“** nach Henderson (2001) erreichen wir, indem wir die Zunge fest hinter die Zähne des Unterkiefers klemmen und dann sprechen. Dadurch verändert sich die Artikulation der Worte, sie klingen anders. Trotzdem geben wir uns Mühe, verständlich zu sprechen. Dies führt dazu, dass wir bewusster sprechen müssen. Die komische Aussprache löst auch manchmal ein Lachen oder Schmunzeln aus, weil die Worte so anders, eben komisch klingen. Lachen hilft sehr, wieder in die Gegenwart zu kommen bzw. Abstand zu damals herzustellen.

3.4 Episodisches Einbetten (nach Anke Ehlers)

Intrusionen und Flashbacks sind wie lose Blätter in einem Tagebuch, sie haben keine eindeutige zeitliche und räumliche Zuordnung. Immer wieder flattern sie an die falsche Stelle oder landen auf der falschen „Seite". In der folgenden Übung geht es darum, die Erfahrung der Traumatisierung wieder in den richtigen Kontext zu stellen.

Im therapeutischen Setting suchen wir einen sicheren Moment vor dem (traumatischen) Ereignis sowie einen sicheren Moment nach dem Ereignis. Diese beiden sicheren Situationen bilden den Rahmen, in den das belastende Ereignis episodisch eingebettet wird. Diese Sicherheit in den flankierenden Erinnerungen wird so intensiv wie möglich spürbar gemacht und verankert, indem sinnesspezifische sensorische Erfahrungen aufgerufen werden. Es werden alle Sinne aktiviert: Sehen, Hören, Riechen, Schmecken und Fühlen.

Episodisches Einbetten – Anleitung

Wenn Sie sich an die **gute Situation vor dem Ereignis** erinnern, was sehen Sie da? Und was hören Sie da?

Und wenn Sie das sehen und hören, was riechen und spüren Sie?

Wie fühlt sich das in Ihrem Körper an, an welcher Stelle ist es ganz besonders angenehm?

Sehen Sie diese Erfahrung als Gesamtbild. Versehen Sie diese gute Erfahrung mit einer Überschrift.

Jetzt gehen Sie zu dem **guten Moment nach dem belastenden Ereignis**, an dem Sie sich wieder sicher fühlten bzw. als Ihnen bewusst wurde, dass Sie es überstanden hatten. Was genau sehen Sie da, und was können Sie da hören?

Und wenn Sie das sehen und hören, was riechen Sie da, und was spüren Sie dann?

Wie fühlt sich das in Ihrem Körper an, an welcher Stelle ist es ganz besonders angenehm?

Stellen Sie sich diese Erfahrung als Gesamtbild vor. Versehen Sie diese gute Erfahrung mit einer Überschrift.

Und jetzt ordnen Sie in Ihrer Vorstellung die belastende Situation zwischen die beiden guten Erfahrungen ein.

Die belastende Situation wird in einen sicheren Kontext gestellt. Sie üben, dass Sie beim Auftauchen der Intrusion diese Assoziation von gefühlter Sicherheit sofort abrufen können. Je häufiger Sie das tun, desto besser wird sie verankert und umso schneller können Sie den „guten" Zustand wiederherstellen. Indirekt wird auch die Intrusion neu bewertet: Sie hilft Ihnen jetzt, an die Übung zu denken.

Sie können sich zusätzlich Unterstützung holen, indem Sie Bezugspersonen mitteilen, welches Ihre guten Situationen davor und danach sind. Bei einer Intrusion können diese Menschen Ihnen helfen, indem sie die sicheren Situationen benennen und Ihren Fokus wieder dorthin lenken.

3.5 Imaginative Distanzierungstechniken

In Imaginationen werden Vorstellungen genutzt, um Distanz zum intrusiven Erleben zu schaffen. Wenn dies gelingt, werden das Erleben von Kompetenz und Kontrolle gestärkt und somit gegenteilige Erfahrungen zu traumatischen Erlebnissen aktiviert.

Das Gehirn ist grundsätzlich in der Lage, belastende Erlebnisse zu distanzieren; schließlich sind die meisten dieser Erinnerungen nicht ununterbrochen im Bewusstsein. Die verschiedenen Techniken nutzen die Fähigkeit des Gehirns, diesen Abstand herzustellen.

Eine Ausnahme stellen Dauerintrusionen (siehe Kap. 3.1) dar. Hier sind die belastenden Intrusionen tatsächlich dauerhaft präsent, und die Distanzierungstechniken reichen meistens nicht aus, sie zu unterbrechen. Sie benötigen ein anderes Vorgehen aus dem Bereich der konfrontativen Traumverarbeitung, z. B. die direkte Bearbeitung mit Notfall-EMDR (Rost 2017).

Tresortechnik

Was bewirkt die Technik?

Die bekannteste imaginative Distanzierungstechnik ist die sogenannte Tresortechnik: Belastende Erinnerungen werden in einer vorgestellten Form greifbar gemacht und dann imaginativ sicher verwahrt. Der erste Impuls, die belasteten Erinnerungen wegmachen bzw. wegwerfen zu wollen, funktioniert leider nicht. Wenn man es versucht, kommen sie einfach wieder. Die Belastungen gehören zum Leben dazu und haben auch einen prägenden Einfluss. In einem „Tresor" können sie aber sicher lagern, bis es möglich ist, sie zu bearbeiten.

Unter einem Tresor verstehen wir einen Ort, wo Dinge (keine Menschen!) sicher aufbewahrt werden können. Wie dieser Ort konkret aussieht, kann sehr unterschiedlich sein. Meistens ist er fest verschließbar, z. B. eine Truhe, ein großer Schrank, ein verschließbarer Raum. Es kann aber vielleicht auch eine externe Festplatte mit verschiedenen Dateien sein, die zusätzlich weggeschlossen wird.

Unterschiedliche Belastungen können auch an unterschiedlichen Orten bzw. in verschiedenen Kästen oder Schubläden aufbewahrt werden. Diese Tresore sollten in der Vorstellung an einem anderen Ort als dem realen Zuhause imaginiert werden.

Was im Tresor aufgehoben werden soll, hängt von der Art der Intrusion bzw. des Flashback ab. Es geht hier nicht um den Inhalt der Erinnerung, sondern um die Art bzw. Form des Wiedererlebens. Diese kann visuell (Bild oder Film), auditiv (Geräusch, Sprache), emotional (Gefühle), olfaktorisch (Gerüche) oder körperlich (Schmerzen, Missempfindungen, Taubheit, Geschmack) auftauchen. **Die Tresortechnik eignet sich bei visuellem und auditivem Wiedererleben.**

Wie arbeiten wir therapeutisch mit der Technik?

Wenn wir diesen Vorgang im therapeutischen Prozess unterstützen, fragen wir nicht nach dem Inhalt der Intrusion, sondern wie das Ganze erlebt wird. Je nachdem, *wie* es erlebt wird, nutzen wir dazu passende Vorstellungen.

Intrusion als Bild

Wenn die Intrusion als ein Bild oder mehrere Bilder gesehen wird, fragen wir, ob hierfür die Vorstellung eines oder mehrerer Fotos passt. Ein **Foto** kann in einen Fotokasten oder ein Album einsortiert werden, bevor es dann weggeschlossen wird. Manchmal ist es hilfreich, dem Foto, Kasten oder Album ein Datum, eine Jahreszahl oder eine Überschrift zu geben. Dies hilft dem Gehirn, zeitliche und inhaltliche Ordnungskategorien zu schaffen. Damit entsteht eine Metaebene.

Wenn die Bilder zu groß für Fotos sind, passt vielleicht die Vorstellung eines Plakats besser. **Plakate** können in der Vorstellung zusammengerollt und dann weggeschlossen werden. Vielleicht brauchen die Bilder aber auch Platz und müssen gewürdigt werden. Dann kann man sie in einer Galerie aufhängen, die dann aber auch wieder abgeschlossen werden kann.

Wenn mehrere Bilder da sind oder sie sich abwechseln, passt vielleicht die Vorstellung einer **Dia-Show**. Imaginierte Dias können wir in einen Diakasten einordnen und anschließend wegschließen. Wenn Sie sich die Bilder als Foto- oder PowerPoint-Präsentation auf einem Computer vorstellen, dann beenden Sie die Präsentation und speichern sie auf einer externen Festplatte, die dann wieder in einem Tresor weggeschlossen werden kann.

Intrusion als Film

Wenn die Intrusion wie ein **Film** abläuft, fragt man im therapeutischen Setting nach dem Medium, in dem der Film laufen könnte. Passt hier eher die Vorstellung eines Fernsehers, eines Bildschirms oder einer Leinwand im Kino? Je nach Medium wird der Film gestoppt, etwa mit einer Fernbedienung, einer Maus bzw. einem Touchpad oder dem Schalter am Projektor. Abschließend kann der Film entsprechend seiner Form (Video, DVD, Filmkassette) in die Verpackung gelegt, beschriftet und anschließend in den Tresor gepackt werden.

Auditive Intrusion ohne Bild

Innere **Worte, Sätze oder Geräusche** ohne Bilder, die aber zu einer belastenden Situation gehören, kann man in der Vorstellung aufzeichnen (Tonband, Audiodatei oder CD). Das Speichermedium wird beschriftet und dann im Tresor weggeschlossen.

Gefühle, Körperempfindungen und Gerüche versuchen wir positiv zu verändern, denn sie lassen sich meistens nicht in den Tresor einschließen. Sie verändern sich in der Regel ohnehin dauernd. Deswegen halten wir den belastenden Zustand nicht fest, versuchen auch nicht, ihn aufzuheben, sondern unterstützen die Möglichkeit der Veränderung. Dafür nutzen wir andere Techniken als den Tresor (siehe Kapitel 5).

Anleitung: Schrittweises Wegschließen im Tresor

Das Hineinlegen in den Tresor oder das Wegschließen wird schrittweise durchgeführt. Zuerst entwickelt man eine Vorstellung, wie ein Ort aussehen kann, in dem sich belastende Erinnerungen ablegen und aufbewahren lassen. Der so ausgesuchte Ort wird dann geöffnet, der Gegenstand wird hineingelegt und der Ort wieder verschlossen. Der imaginativen Sicherung des Orts kommt besondere Bedeutung bei. Wie soll das Schloss aussehen? Soll es ein Zahlenschloss sein oder einen Schlüssel haben? Soll es ein Zeitschloss sein, das sich erst in der nächsten Therapiestunde wieder öffnen lässt? Oder ist der Tresor mit einem Scanner gesichert, für Fingerabdruck oder Retina? Der Fantasie sind hier keine Grenzen gesetzt. Wichtig ist nur, dass am Ende der Tresor geschlossen und die Hände leer sind, der Gegenstand also wirklich weggeschlossen wurde.

Täter bzw. gefährliche Personen können nicht in einen Tresor gesperrt werden. Menschen gehören in unserer Vorstellung nicht in einen geschlossenen Raum. Wenn der Wunsch besteht, den Täter wegzusperren, so könnte dies in einem imaginierten Gefängnis, auf einer einsamen Insel, in einem Turm u. Ä. geschehen.

Video- bzw. DVD-Technik – Anleitung

Annahme: Der Flashback läuft als ganzer Film wie im Fernseher ab.

Wir bitten die Betroffene, mit ihrer Aufmerksamkeit von der Mitte des Bildes wegzugehen (da ist sie automatisch) und stattdessen an den Rand zu schauen. Ab hier bitten wir um Rückmeldung zu jeder der folgenden Fragen:

Sehen Sie das Gehäuse Ihres Fernsehers?

Haben Sie eine Fernbedienung?

Wo ist an Ihrer Fernbedienung der Knopf zum Anhalten, für schnellen Vor- oder Rücklauf? Wo lässt sich der für Ton leise machen oder stumm schalten? Wo lässt sich das Gerät ausstellen?

Lassen Sie jeden dieser Knöpfe auch in der Vorstellung ausprobieren. Einen Einfluss auf die Intrusion zu haben hebt die Wahrnehmung von Selbstwirksamkeit und wirkt damit dem Erleben von Hilflosigkeit entgegen.

Können Sie unter dem Fernseher ein Videogerät oder einen DVD-Spieler sehen?

Wenn ja, auf „Eject" drücken und die Videokassette bzw. DVD entnehmen, in die Hülle packen, beschriften und anschließend im Tresor (Truhe, Schrank etc.) verschließen.

Wenn es eher möglich ist, sich den Film am PC oder im Kino vorzustellen, passen Sie die Schritte zum Distanzieren entsprechend an.

Wegschließen am PC

Sehen Sie am Rand des Films das Gehäuse eines PCs bzw. Laptops?

Können Sie Ihre Maus sehen oder benutzen Sie das Touchpad?

Wo ist die Taskleiste für den Film bzw. wie können Sie die Taskleiste aktivieren?

Wo ist das Symbol zum Anhalten bzw. Schließen des Films?

Wo ist das Symbol für den schnellen Vorwärts- oder Rückwärtslauf?

Wo ist das Symbol, um die Lautstärke zu regulieren, bzw. das Symbol für still?

Probieren Sie die einzelnen Möglichkeiten aus. Gelingt es?

Wenn Sie jetzt den Film ganz schließen wollen, gehen Sie auf das Symbol Datei und dann auf „Speichern unter". Geben Sie dem Film einen Namen und speichern Sie ihn dann auf einer externen Festplatte. (Wenn der Film auf einer DVD lief, dann schließen Sie diese.)

Jetzt schließen Sie die Datei und gehen nun auf das Symbol „Auswerfen von Geräten". Klicken Sie auf das Symbol für Ihre Festplatte. Nun können Sie diese von Ihrem PC bzw. Laptop entfernen. Wenn Sie wollen, können Sie jetzt auch Ihren PC herunterfahren. (Bei einer DVD das Fach öffnen und die DVD herausnehmen und dann das Fach wieder schließen.)

Nun legen Sie Ihre Festplatte (bzw. DVD) in Ihren Tresor und verschließen diesen wieder.

Bei diesen imaginativen Techniken ist es wichtig, dass die Vorstellung wirklich zum inneren Erleben passt, so wie ein Schlüssel ins Schloss. Nur wenn das, was wir uns vorstellen, auch in der Realität funktionieren würde, wird es von unserem Unbewussten akzeptiert, und nur so kann durch die Imagination die gewünschte Veränderung entstehen.

Vorstellung im Kino

Wenn die Intrusion so groß ist, dass eine Kinoleinwand die passende Vorstellung für eine Wiedergabe ist, fragt man, wie der Film projiziert wird: Mit einem alten Filmprojektor, über einen Beamer, oder laufen sogar mehrere Filme über ein Mischpult?

Bei einem alten Filmprojektor: Den Projektor anhalten und den Film vorwärts oder rückwärts aufwickeln, die Spule herausnehmen und in eine Kassette legen, beschriften und diese wegschließen.

Bei einem Beamer: Sich auch den PC vorstellen, den Film stoppen, ihn auf einer externen Festplatte speichern bzw. die DVD herausnehmen, einpacken, beschriften, wegschließen und beide Geräte ausstellen.

Bei einem Mischpult: Jeden einzelnen Film schließen und die Dateien jeweils einzeln auf einer Festplatte speichern bzw. die DVDs herausnehmen und im Tresor verschließen.

Probleme bei der Umsetzung

Wenn etwas mit einer Imagination nicht klappt, ist es wichtig nachzufragen: An welcher Stelle sind Sie hängen geblieben? Wichtig ist herauszufinden, wie die Klientin / der Klient innerlich darauf reagiert hat. Es ist übrigens völlig normal, dass es nicht immer oder sofort funktioniert.

Wenn deutlich wird, dass die Vorstellung nicht dem inneren Erleben entsprach, muss sie verändert und angepasst werden. Etwas Gasförmiges kann man beispielsweise nicht in eine Kiste tun. In unserem Erleben würde es durch die Ritzen wieder herauskommen. Gas kann aber aufgesaugt und in Flaschen abgefüllt und verschlossen werden. Diese Flaschen kann man dann wieder einschließen.

Wenn die Tresortechnik trotz der Veränderungen nicht funktioniert, kann es dafür verschiedene Gründe geben. Im Innen (im Unbewussten) kann der Eindruck entstehen, man gäbe den Tätern recht. Wenn das Erlebte distanziert wird und es einem möglicherweise besser geht, könnten bestimmte Kommentare („Stell dich nicht so an, es war doch nicht so schlimm“) sich gewissermaßen bewahrheiten. Es kann auch eine Überzeugung entstanden sein, man müsse dauernd daran denken, um das Erlebte genügend zu würdigen. In dem Fall kann es hilfreich sein, darauf hinzuweisen, dass in einem „Tresor“ nur Wichtiges aufgehoben wird. Hier wird es sicher verwahrt, bis die Zeit für eine Bearbeitung gekommen ist.

Ein „Scheitern“ kann auch Ausdruck einer Selbstbestrafung sein. Die Einstellung, man müsse bestraft werden, entsteht meist durch Identifikation mit dem Täter, der vermittelt hat, dass das Opfer selbst schuld sei am Geschehen. Hier kann man im therapeutischen Setting versuchen, den Moment zu finden, der diese Einstellung geprägt hat. Meistens stellt sich dann heraus, dass „selbst schuld zu sein“ ursprünglich keineswegs die eigene Meinung war. Dafür braucht man aber deutlich mehr Zeit, und meist gelingt die Auflösung dieser Identifikation nicht mit einer einzigen Reflexion und einer Distanzierung, sondern man muss mehrfach daran arbeiten.

Hier kann es hilfreich sein zu überlegen, wie man einen geliebten Menschen (eigenes Kind, beste Freundin, besten Freund etc.) beurteilen würde, wenn ihm/ihr etwas Ähnliches widerfahren wäre. Ist man dann auch der Meinung, der Betroffene müsse die Bilder immer vor Augen haben? Oder dürfte sich diese Person dann von dem Erleben auch distanzieren?

4. Albträume: Nächtliches Wiedererleben des Ereignisses oder traumatischer Affekte

4.1 Was sind Albträume?

Wenn wir träumen, verarbeiten wir Erfahrungen. Es gibt „normale" Träume, an die wir uns häufig beim Aufwachen nicht mehr erinnern. Anders sieht es bei Albträumen aus. Sie werden als sehr lebhaftes Traumerleben voller Angst, Scham oder Furcht (traumatische Affekte) beschrieben. Oft erinnern wir uns sehr gut an Einzelheiten eines solchen Traums (ICD-10, Dilling et al. 1992).

Ungefähr 5 Prozent der Allgemeinbevölkerung leidet unter wiederkehrenden Albträumen. Als Ursachen oder Auslöser gelten Stress, Medikamente, Drogen, Krankheiten, ungelöste Konflikte, traumatische Erfahrungen, aber auch Horrorfilme (Pietrowsky & Thünker 2015). Es gibt keine medikamentöse Behandlung bei Albträumen. Lediglich das Antihypertensivum Prazosin konnte nachweislich bei PatientInnen mit PTBS die Albtraumbelastung reduzieren (Raskind et al. 2007). In Deutschland ist dieser Wirkstoff jedoch nicht zugelassen (Pietrowsky 2018).

Aus Albträumen erwacht man mit Erschrecken, der gesamte Körper befindet sich im Alarmzustand: Man schwitzt, das Herz rast. Diese vegetativen Reaktionen erschweren zudem das Wiedereinschlafen. Es kann sich daraus sogar eine Angst vor dem Schlafen entwickeln, weil man befürchtet, den gleichen Traum erneut zu träumen.

Ein Albtraum, der sich um traumatische Erlebnisse dreht (ein intrusiver Albtraum), fühlt sich sehr realistisch an und hat meistens kein gutes Ende, oft endet er sogar in einer Katastrophe. Im Albtraum können traumatische Details wiedererlebt werden, es kann aber auch das gesamte traumatische Ereignis sein. Häufig variiert das traumatische Grundthema (Todesangst, Angst, verlassen zu werden, Hilflosigkeit usw.) in immer wieder neuen Szenarien. Diese können den Träumenden selbst betreffen oder ihm nahestehende Personen.

Häufig wirken Albtraumbilder auch körperlich nach. Wenn beispielsweise im Traum ein Gefühl von Lähmung und Ausgeliefertsein vorkam, können Betroffene sich auch nach dem Erwachen wie gelähmt fühlen. Dies wird als Schlaflähmung bezeichnet und kann auch unabhängig von Albträumen auftreten.

4.2 Techniken, die helfen, das Albtraumerleben zu beenden

4.2.1 Orientierungstechniken

Orientierung ins Hier und Jetzt

Wenn wir in oder nach einem Albtraum aufwachen, bedarf es als Erstes einer klaren Orientierung ins Hier und Jetzt, um ganz aus dem Traum herauszukommen.

In der Gegenwart herrscht (vermutlich) Sicherheit, es gibt ein warmes Bett und eine gewohnte Umgebung. Da wir von unseren Sinnen her am stärksten durch das Sehen geprägt sind, ist es sinnvoll, als Erstes Licht anzumachen, um sich im Raum zu orientieren, und zwar so schnell wie möglich.

Wenn Sie unter häufigen Alpträumen leiden, sollte deshalb immer ein Lichtschalter leicht erreichbar sein. Stellen Sie am besten sicher, dass Sie am Bett eine Lampe haben, die Sie einschalten können, ohne dass Sie sich erst aufsetzen oder gar aufstehen müssen. Es kann auch hilfreich sein, ein Nachtlicht brennen zu lassen, um sich sofort orientieren zu können.

Orientierung über Bewegung

Wenn das Licht eingeschaltet ist und Sie den Raum um sich herum wahrnehmen können, kann es Ihnen außerdem helfen, aufzustehen und sich zu bewegen. Stillhalten und eine starre Körperhaltung erinnert das Gehirn an die Hilflosigkeit während einer traumatischen Situation, Bewegung hingegen signalisiert dem Gehirn Handlungsfähigkeit.

Wenn Sie dann noch zum Fenster gehen, es öffnen, hinausschauen und frische Luft atmen, kann Ihnen das helfen, ruhiger zu werden.

Orientierung über Trinken

Unter Stress wird der Mund trocken. Deshalb kann es auch hilfreich sein, nach einer Albtraumerfahrung etwas zu trinken. Ein feuchter Mund signalisiert dem Gehirn, dass der Körper entspannt und alles in Ordnung ist.

In der Nacht sollten Sie allerdings weder koffeinhaltige noch alkoholische Getränke zu sich nehmen. Koffein macht wach, Alkohol fördert zwar das Einschlafen, stört aber das Durchschlafen. Besser ist es, etwas Warmes zu trinken wie Kräutertee, warme Milch oder Kakao. Solche Getränke entspannen.

Orientierung über einen Sicherheitsanker

Um die Re-Orientierung zu unterstützen, können Sie sich neben das Bett eine Art „Sicherheitsanker" legen. Das kann ein Gegenstand sein, den Sie mit Sicherheit verbinden, der aber klar von der traumatischen Situation getrennt ist. Zu Ihrem Sicherheitsanker könnten Sie einen Schmeichelstein machen, ein Kuscheltier oder etwas Raues.

Dieser Gegenstand sollte tagsüber „positiv aufgeladen werden". Nehmen Sie ihn dafür in die Hand und beschäftigen Sie sich mit guten Gedanken, die angenehme Gefühle auslösen, z.B. Sicherheit oder Wohlbefinden. Dies müssen Sie einige Male wiederholen, damit eine automatische Verbindung zwischen dem Gegenstand und den aktivierten Gefühlen entsteht. Wenn Sie dann nach einem Albtraum diesen Gegenstand in die Hand nehmen, können – auch bei Dunkelheit – diese Gefühle und Gedanken aktiviert werden.

Ablenkung (siehe Kap. 3) kann auch bei Albträumen eine unspezifische Intervention sein. Es geht darum, auf andere Gedanken zu kommen, nicht um eine Auseinandersetzung mit dem Thema des Albtraums. Lesen oder Fernsehen beispielsweise könnten in diesem Sinne funktionieren. Es gibt jedoch ein Problem: Die ausgelösten Ängste werden nicht wirklich beruhigt, sondern nur verdrängt. Wenn Sie sich anschließend wieder schlafen legen, könnten die Gedanken an die Angst machenden Vorstellungen wieder hochkommen.

4.2.2 *Kognitives Distanzieren des Albtraums*

Zwischen Traum und Realität unterscheiden

Auch wenn ein Albtraum der Realität sehr nahekommen mag: Er ist ein Traum – und das gilt es zu realisieren und auch so zu benennen. Ein Trauminhalt, der dem belastenden Ereignis sehr ähnelt, ist keine Wiederholung der Erfahrung, sondern ein Traum.

Um diesen Unterschied klarzumachen, sagen Sie sich z. B.: „Es war nur ein Traum. Es hat sich nur in meinem Kopf abgespielt. Jetzt bin ich sicher, handlungsfähig und habe Unterstützung" – oder was auch immer für Sie das gegenteilige, gewünschte Erleben ist.

Wir können die Macht und Kontrolle über unsere Gedanken und Fantasien und auch über unsere Träume zurückgewinnen. Vielleicht können wir nicht auf Anhieb verhindern, dass wir einen Albtraum haben, aber wir bestimmen, was wir dann damit machen.

Es gibt verschiedene Ansätze, Albträume zu verändern.

Traumtagebuch

Etwas aufzuschreiben, etwas zu dokumentieren bedeutet für unser Gehirn eine Entlastung. An Dinge, die wir schriftlich festgehalten haben, müssen wir nicht andauernd denken. Außerdem externalisiert Schreiben, d.h., man gibt etwas nach außen ab und schafft dadurch Abstand. Dafür reichen Stichworte. Es müssen keineswegs vollständige Sätze oder lange Geschichten sein.

Wer ein Traumtagebuch führen will, sollte es am besten zusammen mit einem Stift auf dem Nachttisch liegen haben. Natürlich ist es auch möglich, das Traumtagebuch im PC zu führen.

Wenn Sie aufgeschrieben haben, was Sie geträumt haben, können Sie sich auch überlegen, ob Sie verstehen, was der Traum bedeutet. Dabei können folgende Fragen helfen:

- Werden irgendwelche Elemente aus dem Alltag deutlich?
- Gibt es Bezüge zu belastenden Lebenserfahrungen (wie Unfälle, körperliche oder sexuelle Gewalt, Überfälle, Unglücke oder Todesfälle)?

- Was ähnelt dem früheren Erleben?
- Was ist im Traum anders?
- Gibt es in der Gegenwart einen Auslöser, der das frühere Erleben wieder aktiviert hat?
- Welche Gefühle waren im Traum und nach dem Erwachen spürbar?
- Spiegelt sich das Thema des Traums (bedroht sein, sich ausgeliefert oder einsam fühlen usw.) im Alltag wider und wenn ja, auf welcher Ebene? Beruflich oder privat?
- Wenn Letzteres der Fall ist: Wäre es sinnvoll, darauf zu reagieren? Und wenn ja, wie?
- Was können Sie verändern?
- Können Sie das selber tun oder brauchen Sie dafür Unterstützung?

Den Albtraum auflösen, indem man sich ein gutes Ende ausdenkt

Ein Albtraum endet nicht gut. Häufig werden die Träumenden aber wach, bevor das Schlimmste passiert. Deshalb besteht manchmal die Möglichkeit, diesen Traum im Wachzustand noch in derselben Nacht zu einem guten Ende zu bringen.

An der Stelle also, an der der Traum durch das Aufwachen abgebrochen wurde, kann er jetzt als Tag- bzw. Wachtraum fortgesetzt werden. Dafür macht es Sinn, sich zu überlegen, was helfen würde, damit der weitere Traumverlauf zu einem guten Ende kommt:

- Kann jemand helfen?
- Kann ich mich anders verhalten?
- Kann ich die Umstände verändern?
- Kann ich als der / die Erwachsene von heute dem Kind von damals helfen?
- Wie kann ein Happy End aussehen?

In einem Patientenratgeber empfiehlt die Deutsche Gesellschaft für Schlafforschung und Schlafmedizin (Schredl & Wees 2011) dieses Vorgehen als beste Behandlungsmethode gegen Albträume. Das gute Ende soll aufgeschrieben oder gemalt und dann über zwei Wochen einige Minuten pro Tag eingeübt werden, indem das gute Ende gelesen bzw. das gemalte Bild angeschaut wird.

Den gesamten Albtraum umschreiben

Eine weitere Albtraumtechnik besteht darin, ein neues Drehbuch für den Albtraum zu verfassen, wobei sich natürlich das bessere bzw. angenehmere Ende (s. o.) gleich mit einbauen lässt. Wir sind ja im Traumreich, und dort stehen uns als TraumregisseurIn alle möglichen Special Effects zur Verfügung: Die Hauptfigur kann beispielsweise fliegen, sie bekommt Hilfe oder kann einen Unfall verhindern usw. Diesen guten Verlauf und Ausgang des Traums imaginiert man wie einen Film (Tagtraum) mit aller Kraft und Fantasie. Der „echte" Hergang spielt dabei keine Rolle. Das ist manchmal gar nicht so einfach, wenn z. B. körperliche Verletzungen oder Einschränkungen darauf hinweisen, dass tatsächlich etwas anderes passiert ist. Aber genau darum geht es: Diese Verquickung zwischen Traum und Ereignis nach einem Albtraum aufzulösen.

Wenn Sie nachts Schwierigkeiten damit haben, können Sie gut auch tagsüber einen anderen Hergang für Ihren „Standardalbtraum" erfinden. Sie können sich explizit überlegen, was Sie im Traum bräuchten, um sich besser schützen zu können, um die Situation zu verändern, um Einfluss auf die Situation zu nehmen usw. Eine Möglichkeit wäre, dass Sie sich vorstellen, zum Schlafen einen „Schutzanzug" anzuziehen. Oder Sie nehmen einen Gegenstand mit in den Schlaf, der Ihnen in der Situation helfen könnte.

Ziel ist es, das innere Gefühl zu verändern und die Angst vor dem Ausgeliefertsein beim Schlafen(gehen) zu verlieren.

TraumregisseurIn:

- den Ablauf gestalten, das Traumdrehbuch umschreiben,
- gewünschte Fähigkeiten hinzufügen, die Handlung verändern,
- eventuell Helfer aktivieren, Unterstützung bekommen,
- ein Happy End gestalten.

IRT – die Vorstellungs-Wiederholungs-Therapie

Die IRT-Methode (= Imagery Rehearsal Therapy, Schredl et al. 1995) kommt aus der kognitiven Verhaltenstherapie und eignet sich besonders für Albträume oder belastende Träume, die sich wiederholen. Hier wird der Traum komplett umgeschrieben.

Im therapeutischen Setting lassen wir uns zunächst den Albtraum erzählen und identifizieren dabei die Anteile, die Angst auslösen, sowie jene, die den Rahmen des Traums bilden und wichtig für die Struktur sind.

Für den umgeschriebenen Traum wird der Anfang des belastenden Traums übernommen, damit der Traum „wiedererkennbar" ist. Der Rest wird komplett verändert und bekommt einen durchweg positiven Verlauf. Manchmal kann es sinnvoll sein, auch aus dem Verlauf des ursprünglichen Traums einzelne Details zu übernehmen, weil sie die Rahmenhandlung des Traums bilden und selbst nicht bedrohlich oder belastend sind.

Beide Traumversionen sollen so viel gemeinsam haben, dass das Gehirn die Ähnlichkeiten erkennt. Beide Versionen verschmelzen schließlich, wobei die neue lösungsorientierte Version dominiert. Dafür ist es notwendig, die positive Version mindestens zwei Wochen lang vor dem Einschlafen durchzulesen. Das Gehirn soll auf diese Weise angestoßen werden, beim Träumen in die positive Richtung zu gehen.

Ein Beispiel:

In Herrn As Haus wurde mehrfach eingebrochen. Jetzt hat er Albträume, in denen er das Geschehen immer wieder erlebt. Der Albtraum beginnt damit, dass zwei Männer auf der Straße sind. Daraus entwickelt sich im Originaltraum eine furchtbare Geschichte, in der die Männer mit zerstörerischer Gewalt bei Herrn A einbrechen.

Statt nun dem negativen Verlauf zu folgen, wird in der IRT-Methode der Verlauf komplett verändert. Es gibt in Herrn As Traum einige Details, die Struktur geben und nicht belastet sind: das geschlossene Tor und der Nachbar, Herr B, der aus dem Fenster schaut.

Auch in der neuen Version sind zwei Männer auf der Straße. Sie suchen nach dem Weg. Der Nachbar merkt das, tritt an das geschlossene Tor und spricht sie an. Er kann ihnen weiterhelfen, die beiden Männer bedanken sich und gehen weiter. Herr A beobachtet das aus seinem Fenster.

Diese Version fühlt sich für Herrn A gut an.

Arbeitsblatt 2 (Anhang, Seite 177 ff.) enthält eine Anleitung zur IRT. !

Die IRT-Methode ist erstaunlich wirksam und deswegen im Umgang mit Albträumen auf jeden Fall zu empfehlen.

In ihrem *Ratgeber Albträume* bieten Pietrowsky & Thünker (2015) einen zur IRT passenden Fragebogen an. Dieser hilft, das Traumgeschehen aufzuzeichnen, indem er das Erleben während des Albtraums mithilfe von zehn Fragen beleuchtet.

Erfasst werden u.a. die Erlebensperspektive (Betrachtung von außen oder selbst beteiligt?) und inwieweit die geträumte Situation dem Träumenden bekannt vorkommt. (Hat er sie schon einmal wirklich erlebt, oder war das Geträumte fiktiv, bizarr oder unrealistisch?). Abgefragt werden das konkrete Verhalten und Beobachtungen in der Traumsituation, spezifiziert nach Sehen, Hören, Geruch / Geschmack, körperlichen Wahrnehmungen sowie den dazugehörigen Gedanken und Gefühlen während des Traums und nach dem Erwachen. Zur Veränderung des Albtraums erfragen die Autoren, was aus dem Traum rausmuss, was drinnen bleiben soll und welche Alternativen es zum ursprünglichen Traum gibt.

Wenn sich die Häufigkeit bzw. die Intensität der Alpträume durch die Maßnahmen nicht verbessert, ist es sinnvoll, die Trauminhalte in einer Therapie zu konfrontieren. Dies kann z.B. in einer verhaltenstherapeutisch ausgerichteten Psychotherapie geschehen, indem die Trauminhalte konfrontativ wiederholt besprochen werden. Alternativ kann der Albtraum mit EMDR bearbeitet werden.

Wie geht man mit Kindern um, die Alpträume haben? – Hinweise für TherapeutInnen

Schreiben ist noch nicht in jeder Altersgruppe möglich. Stattdessen kann man das Kind malen lassen, um den Traum darzustellen und zu verändern.

Als weitere Distanzierungsmöglichkeit kann man mit dem Kind in der dritten Person über den Albtraum sprechen. Statt „Was hast du geträumt?“ würde die Frage lauten: „Was hat das Kind erlebt?“ Das hilft, Abstand zu schaffen. Anschließend kann man das Kind ermuntern, selbst eine positive Lösung zu finden. Man kann dies aber auch gemeinsam tun.

Auch diese Lösung kann dann gemalt werden.

4.2.3 *Imaginatives Arbeiten bei Albträumen*

Kindliche Anteile versorgen

Schlimme Erlebnisse in der Kindheit können weit ins Erwachsenenalter hinein zu Beeinträchtigungen im Alltag führen. Oft werden dann kindliche Gefühle und Ängste deutlich spürbar. Für Betroffene kann es hilfreich sein, abends vor dem Schlafengehen spezielle Vorstellungen zu entwickeln, um diese früheren kindlichen Zustände gut zu „versorgen".

Wenn der Partner oder die Partnerin verreist und nachts nicht da ist, kann das bei erwachsenen Menschen Ängste aktivieren. Plötzlich ist da so ein Gefühl von Verlassenheit, Einsamkeit und großer Angst. Wenn Sie das kennen, kann es in einer solchen Situation hilfreich sein, in sich hineinzuspüren. Wie fühlt es sich an, was Sie empfinden? Sind das erwachsene Gefühle oder sind sie kindlich? Wenn sie sich jünger anfühlen, spüren Sie noch einmal genauer hinein: In welchem Alter werden diese Gefühle erlebt? Dabei entsteht oftmals auch eine bildliche Vorstellung. Nicht nur das Gefühl wird wahrgenommen, sondern es taucht innerlich auch ein Kind in dem entsprechenden Alter auf.

Stellen Sie sich nun vor, dass Sie dieses Kind, diesen inneren Anteil jetzt zu Bett bringen, und zwar an einem „sicheren Ort" bzw. an einem „Wohlfühlort" (siehe Kapitel 6). Gehen Sie dabei ins Detail und gestalten Sie die Szene mit zum Alter passenden Vorstellungen. Bei sehr jungen kindlichen Anteilen (Grundschulalter und jünger) ist es notwendig, sich zusätzlich eine erwachsene Person als Versorger oder ein Krafttier vorzustellen, um dem Gefühl von Angst und Verlassenheit entgegenzuwirken.

Auf diese Weise versorgen Sie die inneren kindlichen Bedürfnisse und orientieren sie in die sichere Gegenwart, sodass es zu einer innerlichen Beruhigung kommt. Wenn Sie nicht sicher sind, ob Sie zu viel des Guten tun oder zu wenig: Ein guter Maßstab für die Vorstellungen ist immer die Frage, ob es auch in der Realität angemessen wäre und funktionieren würde.

Als Erwachsene/r werden Sie durch diese Vorstellung nicht mehr von Gefühlen überschwemmt, sondern haben wieder besseren Zugang zu Ihren erwachsenen Fähigkeiten und Kompetenzen. Das ermöglicht es Ihnen, ruhiger zu Bett zu gehen.

4.2.4 *Körperlicher Zugang zu Albträumen*

Schlaflieder singen

Unsere Empfehlung für eine Intervention über den Körper ist das Singen von Schlafliedern. Beim Singen werden viele körperliche Prozesse aktiviert, angefangen bei der Atmung über den Stimmapparat bis hinunter ins Zwerchfell und in den Bauchraum. Schlaflieder wiederum sind von ihrer Melodie und ihrem Text her darauf angelegt, zu beruhigen und das Einschlafen zu fördern.

Was könnten Sie singen? Zum einen Lieder, die Sie aus Ihrer Kindheit kennen und die in Ihrer Muttersprache gesungen werden (wenn diese mit guten Erinnerungen verbunden ist). Zum anderen können Sie auch Lieder singen, die Sie als Erwachsene/r gelernt haben und die eine besondere, positive Bedeutung für Sie haben.

Sie kennen keine Lieder? Sie erinnern sich nicht mehr an die Texte? Nutzen Sie einfach eine Suchmaschine, in die Sie die gewünschte Rubrik eingeben: „Schlaflieder für Kinder“, „Schlaflieder für Erwachsene“, „Schlaflieder in [Sprache]“ oder auch „Healing songs for the inner child“. Und stellen Sie sich dann ein Repertoire an Schlafliedern zusammen.

5. Körpererinnerungen: Körperliche Intrusionen und Flashbacks

5.1 Was sind Körpererinnerungen?

Neben den visuellen, emotionalen und kognitiven Aspekten haben Intrusionen und Flashbacks eine körperliche Seite. Missempfindungen, Schmerzen, Herzrasen, Atembeschwerden, Schwäche, Lähmungen, Temperaturveränderungen, Übelkeit, Magen- und Darmbeschwerden, Schwindel, Seh- oder Hörstörungen u. Ä.: Das sind einige Beispiele dafür, wie das Wiedererleben traumatischer Ereignisse sich in verschiedenen körperlichen Systemen zeigt. Man spricht hier von Körpererinnerungen, denn in der traumatischen Situation wurden die Beschwerden genauso erlebt.

Bei Betroffenen können solche Körpererinnerungen Ängste auslösen und sie verunsichern. Ist etwa der Körper jetzt nicht in Ordnung? Auf alle Fälle ist es angeraten, die Symptome medizinisch abklären zu lassen, um eine organische Erkrankung auszuschließen. Gibt es für die körperlichen Beschwerden keinen organischen Befund, könnte ein chronisch erhöhtes Stressniveau aufgrund einer deutlichen Überforderung im Alltag die Ursache sein. Es macht aber auch Sinn, der Frage nachzugehen, ob die Beschwerden möglicherweise im Zusammenhang mit früheren, unverarbeiteten, belastenden Erfahrungen stehen.

Wenn frühere unverarbeitete Erlebnisse die Ursache sind, kann man durch eine nachträgliche Bearbeitung erreichen, dass die körperlichen Symptome deutlich nachlassen oder sogar gänzlich verschwinden. Sind andere Auslöser dafür verantwortlich, dann ist es sinnvoll, diesen nachzuspüren und nach Lösungen bzw. Veränderungen zu suchen.

Nicht immer kann man Körperintrusionen und körperliche Flashbacks sofort und direkt bearbeiten. Die auslösenden Ereignisse werden vielleicht noch gar nicht klar erinnert oder lösen zu viel Angst aus. Hier können verschiedene Übungen helfen, die körperlichen Zustände zu unterbrechen.

5.2 Techniken zum Umgang mit Körpererinnerungen

5.2.1 Imaginative Techniken zur körperlichen Stabilisierung

Lichtstrahltechnik

Was bewirkt die Übung?

Diese Übung kann körperliche Intrusionen bzw. Flashbacks auflösen. Sie kann auch am Ende einer konfrontativen Arbeit genutzt werden, wenn es nach einer Teilbearbeitung noch Restbeschwerden gibt. Werden die körperlichen Beschwerden hingegen durch aktuelle Erkrankungen oder Verletzungen verursacht, ist die Lichtstrahltechnik weniger wirksam. Sie hilft höchstens bei den Symptomanteilen, die zusätzlich durch Anspannung entstehen.

Die Technik kann manchmal dazu führen, dass Schmerzen oder Missempfindungen stärker wahrgenommen werden. Da die Übung auf Achtsamkeit basiert und damit Verdrängung bzw. Dissoziation vermindert, kann das zu einer verstärkten Wahrnehmung von Schmerzen führen, was dann aber für eine aktuelle Ursache spricht.

Das heißt aber auch: Diese Übung kann helfen, zwischen schmerzhaften Empfindungen zu unterscheiden, die aktuell durch Krankheiten entstanden sind, und solchen, die ihren Ursprung in nicht verarbeiteten belastenden Erlebnissen der Vergangenheit haben.

Die Lichtstrahlübung beginnt mit einer Körperwahrnehmung, geht dann in eine Imagination über und endet wieder mit einer Körperwahrnehmung. Die Körperwahrnehmung ist wichtig, da wir unbewusst unangenehme Empfindungen verdrängen, Veränderungen aber nur aus bewusst erlebten Empfindungen heraus möglich sind.

Alle Übungen zur Körperwahrnehmung beginnen damit, dass eine stabile und bequeme Haltung eingenommen wird. In der Sitzvariante werden beide Füße auf dem Boden abgestellt, man sitzt aufrecht, die Arme sind bequem abgelegt, entweder auf Armlehnen oder den Oberschenkeln. Die Übung kann aber auch im Liegen durchgeführt werden.

In einem Einzelsetting wird nach jeder Anweisung gefragt, wie sich die Wahrnehmung in der Übung verändert. Bei einer Gruppenanleitung werden Rückmeldungen erst am Ende abgefragt.

Lichtstrahlübung – Anleitung

Nehmen Sie wahr, wie es Ihnen in Ihrer Haltung (im Sitzen oder im Liegen) geht. Wenn sich etwas unangenehm anfühlt, dann verändern Sie Ihre Haltung entsprechend. Schließen Sie nun die Augen. Wenn Sie Ihre Augen offen lassen wollen, blicken Sie in ungefähr anderthalb Metern vor sich auf den Boden, ohne etwas Bestimmtes anzuschauen.

Jetzt wandern Sie mit Ihrer Aufmerksamkeit durch Ihren gesamten Körper. Sie können entweder bei den Füßen anfangen und zum Kopf gehen. Oder Sie fangen am Kopf an und wandern langsam mit Ihrer Aufmerksamkeit bis hinunter zu Ihren Füßen. Was nehmen Sie jetzt wahr? Gibt es irgendwo in Ihrem Körper Stellen, die sich unangenehm bzw. schmerzhaft anfühlen? Wenn es mehrere Stellen gibt, dann konzentrieren Sie sich auf die Stelle, die am unangenehmsten ist bzw. am meisten wehtut.

Jetzt geben Sie dieser Empfindung eine Form. Wie nehmen Sie diese wahr? Ist sie rund, quadratisch, eckig, spitz ...? Befindet sich diese Gestalt in Ihrem Körper, oder ist sie an der Oberfläche?

Jetzt geben Sie dieser Form eine Farbe. Welche Farbe verbinden Sie spontan mit dieser Form?

Jetzt geben Sie diesem Gebilde eine Konsistenz. Welche Konsistenz hat es in Ihrer Vorstellung: fest oder weich, wässrig oder gasförmig?

Nehmen Sie Temperaturunterschiede wahr? Hat die Gestalt die Temperatur des umgebenden Körpers, oder ist sie wärmer oder kälter?

Und ist die Gestalt in Ihrer Wahrnehmung stationär, oder bewegt sie sich?

Nun lösen Sie sich von dieser Wahrnehmung und stellen Sie sich vor, dass Licht vom Himmel (oder vom Kosmos) herabkommt und Ihren Körper umfließt wie ein Mantel. Können Sie sich das vorstellen?

Fragen Sie sich, welche Farbe Sie spontan mit Heilung verbinden.

Nun stellen Sie sich vor, dass Licht mit dieser Farbe vom Himmel (Kosmos) fließt, welches für Sie mit Heilung verbunden ist. Dieses heilsame Licht umfließt Sie wie ein Mantel.

Es fließt dann langsam über Ihren Kopf und fließt dann auch in Ihren Körper hinein. Das heilsame Licht fließt von Ihrem Kopf durch den Hals in Ihre Brust. Es fließt durch Ihre Arme und Hände. Es fließt durch Ihren Rücken. Das heilsame Licht durchströmt Ihren Bauchraum. Und es fließt durch Ihre Oberschenkel, in die Unterschenkel und durch die Füße hindurch und verlässt dann wieder Ihren Körper und strömt in den Boden. Und es fließt neues, heilsames Licht vom Himmel (Kosmos) nach und strömt wieder in Ihren Körper.

Das heilsame Licht durchströmt jede Zelle Ihres Körpers und kommt dabei auch in Kontakt mit der Gestalt, die Sie vorhin wahrgenommen haben. Beobachten Sie einfach, was jetzt geschieht, wenn das heilsame Licht die Gestalt berührt, weiterfließt, Ihren Körper durchströmt und über Ihre Füße dann wieder Ihren Körper verlässt.

Und neues heilsames Licht fließt nach, kommt in Kontakt mit der wahrgenommenen Gestalt, durchfließt jede Zelle Ihres Körpers und verlässt dann wieder Ihren Körper. Wenn Sie wollen, können Sie sagen, welche Veränderungen Sie wahrnehmen.

(Je nach Rückmeldung wiederholen wir diesen Teil mehrfach.)

Nehmen Sie jetzt noch einmal wahr, welche Veränderungen Sie feststellen können.

Wenn wir jetzt die Übung beenden, so tun wir es mit dem Wissen, dass Sie jederzeit wieder in Kontakt zu diesem heilsamen Licht treten können.

Atmen Sie tief durch, strecken und dehnen Sie sich langsam. Dann machen Sie die Augen auf bzw. sehen Sie sich wieder bewusst um und kommen Sie wieder mit Ihrer ganzen Wahrnehmung zurück in die Gegenwart. Wie geht es Ihnen jetzt?

Variante: Wenn die Vorstellung von Licht unangenehm ist, kann man auch mit der Vorstellung von Wasser arbeiten. Wie bei einer Dusche umfließt es den Körper. Oder man kann sich vorstellen, in einem Teich zu liegen, der heilsames Wasser enthält.

Spiral-Übung

Was bewirkt die Übung?

Diese Übung kommt aus der Hypnotherapie und versucht ebenfalls, eine bildliche Vorstellung zur Veränderung der körperlichen Beschwerden zu nutzen. Hier beginnen wir ebenfalls mit einer Körperwahrnehmung. Auch diese Übung kann zur Auflösung der Körpererinnerung führen.

Spiral-Übung – Anleitung

Nehmen Sie wahr, wie es Ihnen in Ihrer Haltung (im Sitzen oder im Liegen) geht, und falls sich etwas unangenehm anfühlt, dann verändern Sie Ihre Haltung entsprechend. Schließen Sie nun die Augen. Wenn Sie Ihre Augen offen lassen wollen, blicken Sie in ungefähr anderthalb Metern vor sich auf den Boden, ohne etwas Bestimmtes anzuschauen.

Jetzt wandern Sie mit Ihrer Aufmerksamkeit durch Ihren gesamten Körper. Sie können entweder bei den Füßen anfangen und zum Kopf gehen. Oder Sie fangen am Kopf an und wandern langsam mit Ihrer Aufmerksamkeit bis hinunter zu Ihren Füßen. Was nehmen Sie jetzt wahr? Gibt es irgendwo in Ihrem Körper Stellen, die sich unangenehm bzw. schmerzhaft anfühlen? Wenn es mehrere Stellen gibt, dann konzentrieren Sie sich auf die Stelle, die am unangenehmsten ist bzw. am meisten wehtut.

Stellen Sie sich vor, dass diese Empfindung aus Energie besteht.

Und stellen Sie sich vor, dass diese Energie sich wie eine Spirale dreht.

In welche Richtung dreht sich die Spirale, im Uhrzeigersinn oder entgegengesetzt?

Jetzt verändern Sie die Richtung der Spirale in die entgegengesetzte Richtung. Bleiben Sie eine Weile in dieser Vorstellung und beobachten Sie dann, wie sich dadurch die Wahrnehmung in Ihrem Körper verändert.

Zum Abschluss atmen Sie noch einmal tief durch und öffnen Sie die Augen.

5.2.2 *Stabilisierung über den Körper*

Ruhige Atmung

Über die Atmung können wir körperliche und psychische Spannungszustände regulieren und Einfluss auf Gefühle nehmen. Wenn wir uns an belastende Erlebnisse erinnern, verursacht das Stress, und unsere Atmung wird flacher und meist auch schneller. Sie kann aber auch ganz ins Stocken kommen. So halten wir z. B. automatisch die Luft an, wenn wir uns erschrecken. Unser Gehirn registriert den veränderten Atemrhythmus und interpretiert das als Gefahr. Ein einzelner tiefer Atemzug kann bereits helfen, die durch Stress oder Erschrecken veränderte Atmung zu unterbrechen. Manchmal gelingt es, alleine durch diese kleine Maßnahme wieder zum normalen Atemrhythmus zurückzukehren.

Oft jedoch reicht ein einzelner Atemzug nicht aus. Dann müssen wir unsere Bauchatmung aktivieren.

Bauchatmung

Wenn wir ganz normal atmen, ohne besonders darauf zu achten, wohin unser Atem fließt, dann atmen wir meistens nur im Bereich der Brust. Das können Sie leicht überprüfen: Wenn Sie ganz normal atmen, welcher Bereich Ihres Körpers bewegt sich dann? Nehmen Sie vor allem eine Bewegung im Bereich der Brust wahr oder auch im Bauchraum?

Die Bauchatmung ist etwas tiefer und ruhiger als unsere unbewusste (Brust-)Atmung. Wir atmen etwas mehr Luft ein, das Zwerchfell, das Brust- und Bauchraum trennt, entspannt sich und verlagert sich dadurch etwas in Richtung Bauchraum.

Um das auszugleichen, hebt sich die Bauchdecke. Wir können das gut spüren, wenn wir eine Hand auf den Bauch legen und nun bewusst zur Hand hin atmen.

Durch die ruhige Atmung nehmen wir mehr Sauerstoff auf, und so besteht normalerweise nach dem Ausatmen nicht gleich wieder das Verlangen, weiterzuatmen. Es kommt also zu einer Atempause, die dem vegetativen Nervensystem hilft, vom Sympathikus auf den Parasympathikus umzuschalten. Dies entspricht einem Umschalten vom Stresssystem auf das Entspannungssystem.

Einatmen ist normalerweise ein Reflex. Wenn Sie also den nächsten Impuls zum Einatmen spüren, dann atmen Sie bitte auch weiter. Bei der ruhigen Bauchatmung geht es nicht darum, möglichst lange die Luft anzuhalten, sondern wir achten nur bewusst auf das Bedürfnis unseres Körpers nach Sauerstoff. Da wir durch die vertiefte Atmung mit den einzelnen Atemzügen mehr Sauerstoff aufnehmen, wird die Atemfrequenz niedriger.

Atmen Sie in diesem ruhigen Rhythmus weiter, bis Sie merken, dass Sie sich wieder etwas entspannen und Abstand bekommen haben.

5.2.3 Stabilisieren über Bewegung

Zu erstarren ist eine mögliche körperliche Reaktion in einer traumatischen Situation, die als Köpererinnerung wiedererlebt werden kann. Auslöser dafür können Situationen sein, in denen wir uns nicht bewegen können, weil wir festgehalten oder für medizinische Untersuchungen (z. B. MRT) fixiert werden. Das Erleben von Hilflosigkeit und Ausgeliefertsein wird auf diese Weise körperlich reaktiviert.

Aber auch eine tiefe Entspannung wie z. B. beim Autogenen Training kann dieses Erstarrungserleben auslösen, nämlich dann, wenn der Körper zum Zwecke der Entspannung bewegungslos sein soll. Diese Arten von Entspannungsübungen werden deshalb manchmal als „unerträglich“ empfunden.

Hier können Übungen helfen, die zeigen, dass der Körper heute handlungsfähig ist und nicht wie damals erstarren muss.

Aufstehen

Wenn wir im therapeutischen Setting dazu auffordern aufzustehen, erinnern wir die Betroffenen daran, dass sie heute in der Lage sind, Entscheidungen zu treffen, sich zu bewegen und zu handeln.

Das können Sie natürlich auch alleine tun, ganz ohne TherapeutIn. Wichtig ist dabei wieder, dass Ihnen überhaupt auffällt, dass etwas nicht stimmt, und Sie sich dann dafür entscheiden, etwas zu verändern. Beim Aufstehen erleben wir den Körper automatisch als größer. Er richtet sich zu seiner vollen Länge auf. Passiert diese Aufrichtung nicht spontan, dann überprüfen Sie bitte Ihre Haltung und verändern Sie sie entsprechend. (Im therapeutischen Setting: Fordern Sie zur Veränderung der Körperhaltung auf.)

Wichtig ist, dass auch der Kopf gerade ausgerichtet wird, sodass der Blick horizontal ist. Warum? Eine Rückerinnerung an eine Situation aus der Kindheit schließt meist mit ein, dass Kinder zu Erwachsenen immer aufblicken müssen. Durch die Aufrichtung erleben Sie implizit die Veränderung, dass der Körper heute erwachsen und groß ist.

Sich strecken, dehnen und bewegen

Das Erleben des Großseins lässt sich noch verstärken. Strecken Sie sich einmal. Stellen Sie sich vielleicht sogar auf die Zehenspitzen und strecken die Arme nach oben aus. Nehmen Sie Ihre maximale Größe ein. Diese Position ist innerlich mit Stärke verbunden, also einem gegenteiligen Erleben zu traumatischen Situationen, die mit einem Gefühl von Schwäche und Hilflosigkeit verbunden sind.

Diese Wahrnehmung von Stärke, Beweglichkeit und Handlungsfähigkeit können Sie noch intensivieren, indem Sie aus dieser Position heraus jetzt anfangen, sich mehr zu bewegen. Gehen Sie z. B. mit festen, langsamen Schritten bewusst im Raum umher oder hüpfen und stampfen Sie. Die Erschütterung im Körper verstärkt die körperliche Wahrnehmung. Zusätzlich können Sie die Arme in die Seiten stützen. Die verbreiterte räumliche Ausdehnung vermittelt wiederum ein Gefühl von Stärke und Wichtigkeit.

Eine Faust machen

Wenn die Unbeweglichkeit während einer Entspannung körperliche Rückerinnerungen auslöst, kann es helfen, einen Körperteil (Arm oder Bein) oder auch nur die Hand anzuspannen. Mit dem Schließen der Hand zur Faust verbinden wir unbewusst das Gefühl von Wehrhaftigkeit. Diese kleine Intervention lässt sich gut beim Autogenen Training oder bei anderen Entspannungsverfahren einsetzen.

Doch auch in Situationen, in denen Sie sich durch andere Menschen bedroht fühlen, z. B. in der Fußgängerzone, in öffentlichen Verkehrsmitteln, im Aufzug u. Ä., kann es helfen, eine Hand zur Faust zu ballen. Unterstützend können Sie noch den Körper bewusst aufrichten und sich groß machen. Ihr Gehirn erhält so ein Signal der Wehrhaftigkeit – und spannenderweise verändert sich dann auch Ihre Ausstrahlung, Ihre Wirkung auf andere.

5.2.4 *Stabilisieren über Schmecken und Riechen*

Den Mund feucht halten

Etwas trinken: Bei Angst und unter hohem Stress wird der Mund trocken. Es bleibt einem die sprichwörtliche Spucke weg. Hier kann helfen, einfach etwas zu trinken, also den Mund bewusst zu befeuchten. Ein feuchter Mund wird unbewusst mit Sicherheit verbunden.

Speichel produzieren: Wenn kein Getränk in der Nähe ist, gibt es die Möglichkeit, bewusst Speichel zu produzieren. Fahren Sie dafür bei geschlossenem Mund mit der Zunge außen an den Zähnen des Unterkiefers entlang, so, als würden Sie die Zähne putzen. Machen Sie dies langsam und bewusst, sodass Sie merken, wie der Speichel den Mund befeuchtet, bevor Sie ihn schlucken.

Auch hier reduziert der feuchte Mund die Anspannung. Es wird zudem deutlich, dass Sie selbst etwas tun können, um sich besser zu fühlen. Das kann ein Erleben von Selbstwirksamkeit auslösen.

Bonbons und Kaugummis: Bei Mundtrockenheit kann es auch hilfreich sein, ein Bonbon zu lutschen oder einen Kaugummi zu kauen. Besonders wenn die körperliche Rückerinnerung mit einem üblen Geschmack verbunden ist, wird auch dieser im Mund verändert.

Gerüche

Auch Gerüche können als Rückerinnerung an belastende Erlebnisse auftreten. Doch Gerüche lassen sich nicht verpacken. Deshalb versuchen wir, den erinnerten Geruch über angenehme oder in Extremsituationen mit sehr intensiven Gerüchen wie z. B. Ammoniak zu verändern und zu stoppen.

Das Geruchszentrum liegt im Gehirn neben dem Zentrum, das für Gefühle zuständig ist, der Amygdala. Jeder natürliche Geruch ist deshalb automatisch mit einem Gefühl verbunden. Dies können wir uns zunutze machen, indem wir der Nase einen angenehmen Geruch anbieten, der mit positiven Gefühlen verbunden ist.

Duftöle / Aromatherapie: In einem therapeutischen Setting ist es deshalb sinnvoll, verschiedene Gerüche anbieten zu können, z. B. Aromastifte mit den Noten Citrus oder Lavendel. Betroffene können aus Ihrem Angebot die für sie passenden Düfte aussuchen.

Natürlich können Sie auch selbst auf die Suche nach einem angenehmen Duft gehen und den dann immer bei sich tragen. Zum Glück ist das Angebot inzwischen sehr breit, sodass jede und jeder etwas für sich finden kann. Schnuppern Sie also und probieren Sie Düfte aus. Wenn Sie den passenden für sich gefunden haben, können Sie ihn auf die Handgelenke auftragen, aufsprühen oder sich das Fläschchen unter die Nase halten.

Ammoniak hat einen sehr durchdringenden Geruch, der früher verwendet wurde, um Menschen aus einer Ohnmacht zu wecken. Bei heftigen Flashbacks und Dissoziationen, wenn jemand ganz die Verbindung mit der Gegenwart verloren hat, kann Ammoniak auch heute noch sehr wirksam sein. Für den Einsatz sind jedoch einige Dinge zu beachten.

Sprechen Sie als HelferIn die Betroffenen immer erst an und kündigen Sie an, dass Sie gleich Ammoniak einsetzen werden. Gelegentlich führt bereits das zu einer Reorientierung. Wenn Ammoniak tatsächlich einsetzt wird, dann wird der Geruch aus der Entfernung kurzzeitig mit der Hand in Richtung Nase gewedelt. Die Flasche wird sofort wieder verschlossen, auch im eigenen Interesse, denn es ist ein äußerst beißender Geruch.

Ganz wichtig: Halten Sie Menschen niemals fest, wenn Sie mit diesen intensiven Gerüchen arbeiten. Fixierungen oder Festhalten kann Teil der traumatischen Situation gewesen sein. Bei einem Flashback beispielsweise würde eine Fixierung alles nur verschlimmern. Ebenso wird davon abgeraten, Menschen in diesen Zuständen Getränke oder Medikamente einzuflößen.

6. Innerlich nicht wieder zur Ruhe kommen: Übererregung / Hyperarousal

Zu den Übungen in diesem Kapitel

Alle im Folgenden beschriebenen Übungen und sportlichen Betätigungen helfen, Spannungen im Körper zu lockern und Stress abzubauen – auf ganz unterschiedliche Weise. Einige der Vorschläge können Sie fast überall umsetzen, z. B. Schnauben, Seufzen, Stöhnen, Gähnen und die Gesten. Für andere, wie z. B. Summen, „Pe!", Ausschütteln, Hüpfen, Backe, backe Kuchen, Ballspiele, Musizieren oder Tanzen brauchen Sie vielleicht etwas mehr Abgeschiedenheit, einen Partner / eine Partnerin, ein Instrument, eine Gruppe oder genügend Raum. Das ist auch abhängig davon, wie wohl Sie sich mit den Übungen fühlen. In vielerlei Hinsicht geht es in all diesen Übungen auch darum, über Selbstfürsorge Selbstheilungsprozesse zu unterstützen.

All diese Übungen können auch in der Therapie genutzt werden. Hierfür ist es wichtig, dass Sie als TherapeutIn die jeweilige Übung vormachen. Trauen Sie sich!

Manchmal kann es leichter sein, Übungen erst in einer Gruppe zu lernen und dann später allein weiterzuüben. Wenn Sie daran Interesse haben, dann schauen Sie im Internet nach, ob es in Ihrer Gegend Kurse gibt für Zapchen Somatics (die kleinen Körperübungen von Julie Henderson) oder einen Lach-Yoga-Club. Kurse für verschiedenste Formen der Selbstverteidigung oder für die verschiedenen Tanzformen sollte es auch in kleineren Orten geben.

Ganz wichtig: Probieren Sie aus, was Ihnen am meisten Freude macht.

6.1 Was ist Übererregung?

Wenn traumatische Erlebnisse nicht verarbeitet sind, wird innerlich die damit verbundene Gefahr nicht wirklich als beendet erlebt. Der Körper reagiert weiterhin so, als sei jede Herausforderung und Unsicherheit potenziell lebensgefährlich. Besonders intensiv reagiert er auf Trigger (siehe Kapitel 3), also auf alles, was auch nur im Entferntesten Ähnlichkeiten mit der traumatischen Situation aufweist.

Das Nervensystem bleibt konstant im Aktionssystem „Gefahr", der sogenannten Neurozeption (siehe Kapitel 2). Dieser Zustand bestimmt Handeln und Denken. Um die Flucht-Kampf-Reaktion zu aktivieren, kommt es zur Ausschüttung von Adrenalin, und zwar in einer weit höheren Dosis, als für eine alltägliche Situation nötig wäre. Mit jeder Aktivierung gelangt Adrenalin (zusammen mit dessen Gegenspieler Cortisol) in den Körper, das nicht vollständig abgebaut wird und sich zunehmend anreichert. Das führt zu einer erhöhten körperlichen Anspannung und einer verstärkten Schreckhaftigkeit. Man schläft schlecht, die Konzentration und Merkfähigkeit leiden. Bei Kindern und Jugendlichen zeigt sich das häufig in Problemen in der Schule.

Insgesamt erhöht sich die Reizbarkeit, sodass schon „normale“ Alltagsbelastungen als Überforderung erlebt werden. Betroffene ziehen sich dann entweder von anderen Menschen zurück oder reagieren „grantig“. Kaum jemand möchte gerne als hilflos erscheinen, dann doch lieber als wütend. „So etwas soll mir nie wieder passieren!“ Auch dieser Entschluss kann zu einer erhöhten Aggressivität und manchmal auch zu Gewaltbereitschaft führen. Hier gegenzusteuern ist ganz wichtig, und darauf zielen die folgenden Übungen ab. Es ist möglich, dass Sie so manche Übung erst einmal für „Quatsch“ halten. Wir empfehlen Ihnen dennoch, sie auszuprobieren. Nur so können Sie letztlich für sich überprüfen, ob die Übung Ihnen nicht doch helfen kann, wieder mehr ins Gleichgewicht zu kommen.

6.2 Techniken zum Umgang mit Übererregung

Die hier vorgestellten Techniken zielen auf die Verbesserung der Fähigkeit zur Selbstberuhigung und auf die Verstärkung des subjektiven Wohlbefindens und Sicherheitserlebens ab. Viele der Übungen nutzen Vorstellungen oder einfache Aktivitäten, die helfen sollen, sich wieder handlungsfähig, sicherer und geborgener zu fühlen.

6.2.1 Sport und Alltagsaktivitäten

Bei erhöhter Erregung gilt allgemein, möglichst …

- den normalen Alltag weiterzuführen,
- zur Arbeit bzw. zur Schule zu gehen,
- Sport zu treiben,
- seine Hobbys auszuüben und
- sich mit Menschen zu treffen.

Gute zwischenmenschliche Begegnungen helfen, wieder Vertrauen aufzubauen bzw. über Beziehungen emotionale Beruhigung zu erfahren (WHO 2013). Bewegung ist notwendig, um Spannungen zu reduzieren. Das im Körper freigesetzte Adrenalin muss wieder abgebaut werden, was teilweise über sportliche Aktivitäten mit viel muskulärer Anstrengung möglich ist.

Als Intervention wirkt Sport unspezifisch. Zwar erschöpft er den Körper und baut Adrenalin ab, was aber ohne eine bewusste und absichtsvolle Herangehensweise eher wie eine Ablenkung funktioniert. Sobald wir mit dem Sport aufhören, kann die Belastung sofort wieder präsent sein. Ein einziger Gedanke kann eine erneute Adrenalinausschüttung verursachen, sodass man wieder von vorne anfangen müsste.

6.2.2 *Imaginative Übungen zur Beruhigung*

Unser Gehirn benutzt für reales Erleben die gleichen Nervenbahnen wie für Vorstellungen. Deshalb hat auch das, was wir uns vorstellen, Einfluss auf unser Befinden. Die Intensität ist jedoch unterschiedlich: Eine innere Vorstellung erleben wir nicht so stark wie die Realität. Anders als beim Flashback, dem kompletten Wiedererleben einer traumatischen Situation, können wir Realität und Vorstellung / Erinnerung sehr wohl voneinander unterscheiden.

Trotzdem lösen Vorstellungen körperliche Reaktionen aus. Bei manchen Menschen reicht es aus, dass sie sich kurz ein Bild von einer haarigen, fetten Spinne machen, um eine Schüttelreaktion (Iiiih!) auszulösen. Der Körper stellt sich auf die vorgestellte Situation ein und spannt die entsprechenden Muskelgruppen an. Oder die Muskeln entspannen sich, denn positive Vorstellungen lösen angenehme Reaktionen aus. Laut Newberg und Waldman (2010) sind angenehme Fantasien wie ein köstlicher Nachtisch, nur ohne Kalorien.

In den folgenden Übungen geht es darum, mithilfe unserer Vorstellungen bewusst auf unser Empfinden und unseren körperlichen Zustand Einfluss zu nehmen.

Der sichere Ort bzw. der Wohlfühlort

Vorbereitung der Übung

Bei der Beschäftigung mit Vorstellungen oder inneren Bildern richtet sich die Aufmerksamkeit mehr nach innen als nach außen. Suchen Sie sich deshalb am besten einen Ort, an dem es ruhig ist und wo Sie sich hinsetzen oder hinlegen können. Wenn Sie auf einem Stuhl sitzen, stehen beide Füße auf dem Boden, um durch diesen Kontakt einen festen Halt wahrnehmen zu können. Legen Sie die Hände auf den Oberschenkeln oder auf den Stuhllehnen ab, sodass sie nicht wegrutschen, wenn Sie sich mehr entspannen. Wenn Sie lieber in Meditationshaltung auf dem Boden oder einem Kissen sitzen, legen Sie ebenfalls die Hände auf den Oberschenkeln ab.

Wenn Sie lieber liegen, nehmen Sie als Unterlage eine Yogamatte oder eine Wolldecke. Ihre Arme sind seitlich neben dem Körper abgelegt, die Fußspitzen fallen leicht nach außen, der Blick geht zur Decke.

Um nicht abgelenkt zu werden, schließen Sie während der Übung Ihre Augen. Wenn Sie lieber mit offenen Augen üben, blicken Sie ins Weite oder in ca. 1,5 Metern Entfernung auf den Boden, ohne etwas genau zu fixieren. Schauen Sie bitte während der Übung explizit niemanden an, denn sonst würden Sie sich automatisch mit dem anderen beschäftigen.

Was passiert in dieser Übung?

Über die Vorstellung eines sicheren Orts versuchen wir, ein gegenteiliges Erleben zur traumatischen Situation zu aktivieren. Hierfür wird entweder eine reale schöne Situation von früher in der Vorstellung aktiviert oder es wird eine optimale angenehme Fantasievorstellung entwickelt. Egal, ob real oder fantasiert, wichtig ist, dass alle Sinnesqualitäten so konkret wie möglich einbezogen sind.

Wir stellen uns vor,

- was wir an unserem sicheren Ort sehen,
- was wir dort hören,
- was wir riechen,
- was wir körperlich spüren
- und vielleicht sogar schmecken.
- Und wir überlegen, was wir dort gerne tun wollen.

Je lebhafter Sie in diese Vorstellungen eintauchen, desto realer fühlen sie sich an. Es soll eine innere Vorstellung entwickelt werden, die sich rundum angenehm, gut, sicher und entspannend anfühlt. Dies kann manchmal etwas länger dauern, und der erste Versuch ist nicht immer erfolgreich. Dann versuchen Sie es einfach erneut.

Beispiel: Sicherer Ort am Meeresstrand

Überlegen Sie sich zuerst, was es dort alles zu sehen gibt. Wie sieht der Strand aus? Ist er lang gezogen oder eher eine Bucht? Ist der Sand fein- oder grobkörnig, hell oder dunkel, vielleicht sogar schwarz? In welcher Region der Erde befindet er sich?

Nord- oder Ostsee, Mittelmeer oder in den Tropen oder in Skandinavien? Auf dem Festland oder auf einer Insel? Wie ist das Hinterland? Flach oder bergig? Gibt es Bäume und wenn ja, welche? Wie ist das Meer? Ruhig, wellig oder herrscht Sturm? Ist es hell oder geht die Sonne gerade auf oder unter?

Was ist zu **hören**? Brechen sich die Wellen, rauscht der Wind in den Bäumen, schreien die Möwen oder andere Vögeln? Was gibt es sonst noch für Geräusche?

Was können Sie auf Ihrer Haut **spüren**? Die Sonne, den Wind, das Wasser an den Füßen oder den Sand? Spüren Sie Wärme, ist es heiß oder kühl?

Was können Sie am Meer **riechen**? Die Algen, das Wasser oder duften Blumen? **Schmecken** Sie vielleicht Salz auf Ihren Lippen?

Handlungsimpuls: Gibt es einen Impuls, etwas zu tun? Möchten Sie auf dem Sand sitzen oder liegen, in den Wellen laufen oder sich vom Wasser tragen lassen bzw. schwimmen?

Überprüfung: Die wichtigste Frage ist dann: Wie fühlt sich Ihr Körper jetzt mit dieser Vorstellung an, und welche Gefühle löst sie in Ihnen aus?

Besonderheiten dieser Übung

Ideale Vorstellungen schaffen: Diese Imaginationsübung ist dazu gedacht, dass Sie sich mit sich alleine, ohne andere Menschen, wohlfühlen können. Funktioniert das für Sie nicht, können Sie Fantasiewesen oder Tiere mit in die Vorstellung hineinnehmen.

Deutlich ungünstiger ist die Idee, reale Menschen aus Ihrem gegenwärtigen Umfeld in die Imagination einzubauen. Mit realen Menschen kommen auch die realen Probleme aus der Gegenwart mit an den inneren vorgestellten Ort und aktivieren entsprechende Empfindungen: Hat uns der / die andere immer verstanden? Hat er / sie geholfen, den Müll runtergetragen, beim Einkaufen an alles gedacht …? Sicher nicht. Deswegen ist es sinnvoller, die guten und geschätzten Eigenschaften des geliebten bzw. wertgeschätzten Menschen in die Vorstellung einer idealen Mutter, eines idealen Großvaters etc. zu gießen, die zum Helfer oder zur Helferin werden. Sie können sich auch einen Engel vorstellen, eine Fee, einen Zauberer, einen Drachen oder ein Tier, z. B. einen Hund. Der Fantasie sind da keine Grenzen gesetzt.

Mit passenden Vorstellungen arbeiten: Jede Vorstellung ist ganz individuell. Sie kann sich verändern und immer detailreicher werden. Sie kann aber auch manchmal plötzlich nicht mehr funktionieren bzw. sich nicht mehr gut anfühlen. Wenn dies geschieht, prüfen Sie einfach, was sich verändert hat, und gestalten Sie Ihre Imagination neu oder tauchen Sie in eine völlig andere Vorstellung ein, die die veränderten Bedingungen berücksichtigt.

Welche Vorstellungen Sie von einem sicheren Ort haben, kann von eigenen Themen und Wünschen bestimmt sein: Soll es ein Rückzugsort sein, wo **Geborgenheit und Sicherheit** erlebbar sind? Das könnte ein geschützter Raum sein, etwa ein schön gestaltetes Wohn- oder Schlafzimmer, vielleicht mit Musik oder etwas Warmen zu trinken. Es kann aber genauso gut eine Burg sein, ein Haus auf einer einsamen Insel, ein Wolkenschloss oder eine Höhle.

Vielleicht passen aber für Sie eher mit der Natur verbundene Vorstellungen: ein Strand am Meer, ein Berggipfel, ein Haus auf einer Wiese oder in den Weinbergen, ein schöner Garten, ein ruhiger Ort mit einem schönen See. Dort sind **Aktivitäten** möglich wie Wandern, Schwimmen, Tauchen oder Spazierengehen – oder Sie lassen sich im Wasser treiben. Alles ist erlaubt, wenn es mit dem Gefühl von Entspannung und Sichwohlfühlen verbunden ist.

Reale Erlebnisse müssen nicht 1:1 in die Imagination übernommen werden, sondern können den aktuellen Bedürfnissen angepasst werden. So darf z. B. die erinnerte Bucht geschützter oder weiter werden, der Berg höher, niedriger, steiler, einsamer usw.

Grundsätzlich ist jede Vorstellung, sofern sie sich komplett gut anfühlt und rein **positive Gefühle und gute körperliche Empfindungen** auslöst, für diese Übung brauchbar. Hier können Sie auf Ihren Körper vertrauen, denn er gibt ganz ehrliche Rückmeldungen. Deswegen gilt es, hinzuspüren und auf körperliche Signale zu achten: Fühlt sich der Körper richtig gut mit dieser Vorstellung an, oder gibt es doch noch leicht unangenehme, mulmige Empfindungen wie Anspannungen, unangenehme Wärme oder ein flaues Gefühl im Magen usw.? Dann suchen Sie bitte weiter oder verändern Sie etwas.

Vertiefung und regelmäßiges Einüben für eine langfristige Wirkung: Es ist nötig, sich die innere Vorstellung des sicheren Orts bzw. des Wohlfühlorts immer wieder mit allen Details aufzurufen und in die Imagination hineinzugehen. Wenn sie Ihnen wirklich vertraut ist, können Sie sie viel leichter aktivieren, wenn Sie angespannt sind. Um sich an das Üben zu erinnern, können Sie beispielsweise Ihren Ort malen oder als Collage gestalten. Ein solches Bild können Sie an einen günstigen Ort hängen; Sie können es aber auch als Hintergrundbild für Ihren PC oder Ihr Smartphone nutzen. So haben Sie in einer belastenden Situation immer eine Erinnerung an Ihren sicheren Ort dabei – und diese hilft Ihnen vielleicht, sich (schneller) zu beruhigen.

Der innere Helfer oder Coach

Was bewirkt die Übung?

Traumatisierungen untergraben den Glauben an den eigenen Wert und an die Erwartung, Dinge im Leben bewirken und beeinflussen zu können. Traumatisierte Menschen werden deshalb leicht unsicher, fühlen sich schnell überfordert und verlieren manchmal den Zugang zu ihren Ressourcen und Fähigkeiten (siehe Kapitel 8). Hier setzt der „innere Helfer" an. In dieser imaginativen Übung werden eine gewünschte und benötigte Fähigkeit mit Wertschätzung zu einer unterstützenden und hilfreichen Vorstellung zusammengepackt.

In dieser Übung nutzen wir die Vorstellung von „Hilfs-Ichs", wie es in der Psychotherapie bezeichnet wird (Heigl-Evers 2002). Wenn man sich nicht ganz sicher ist, dass man etwas „hinbekommt", ist es manchmal leichter, sich zunächst vorzustellen, eine andere Person verfüge über diese Fähigkeit. Für die Wirkung macht es keinen Unterschied: Wenn wir uns das Tun überhaupt vorstellen können, und sei es mithilfe einer anderen Person, dann sind doch letztlich wir selbst die Handelnden.

Wenn Kinder sich überfordert fühlen, erschaffen sie häufig von alleine in ihrer Fantasie hilfreiche Figuren, die sie unterstützen. Wenn wir in Therapien mit Erwachsenen nach Vorstellungen suchen, die sich für einen inneren Helfer oder Coach eignen würden, sind diese häufig von Kinderbüchern inspiriert, die früher die Fantasie angeregt haben. Da tauchen Indianer auf, bei den Älteren gerne Winnetou, dann die kleine Hexe und ihr Rabe Abraxas, Pippi Langstrumpf, Flipper, Lassie, Ronja Räubertochter, Harry Potter, der Drache Fuchur aus der *Unendlichen Geschichte,* Gandalf aus dem *Herr der Ringe,* aber auch Engel, Feen u. Ä., je nachdem, welche Bücher in der Kindheit und Jugendzeit aktuell und beliebt waren. Der Helfer kann sich aber auch an reale (hilfreiche!) Menschen aus der Kindheit anlehnen, z. B. an eine Tante, einen Onkel, an Oma oder Opa oder einen Freund, eine Freundin.

Wichtig ist, dass der Helfer bzw. Coach in der Vorstellung sprechen kann, auch wenn er ein (Stoff-)Tier ist. Er soll nicht nur Trost durch seine Anwesenheit spenden, sondern auch Mut zusprechen können, Umstände erklären, Vorschläge machen, Orientierung geben u. Ä.

Was passiert in dieser Übung?

Im therapeutischen Setting oder auch selbstständig können wir mit folgenden Fragen an die Übung herangehen:

- Was für einen Helfer bzw. Coach würden Sie sich jetzt wünschen? Einen Menschen, ein Fantasiewesen oder ein Tier?
- Wie würde er / sie / es aussehen?
- Welche Fähigkeit sollte ein innerer Helfer, der Coach für Sie haben? (Gemeint ist hiermit auch: Für welche Situation oder Problemstellung hätten Sie gerne Hilfe?)
- Welches innere Bild taucht auf, wenn Sie sich vorstellen, so ein Wesen stehe Ihnen innerlich zur Verfügung?
- Was sagt oder tut der innere Helfer bzw. Coach?
- Wie verändert sich die Situation jetzt, wenn der Helfer bzw. Coach dazukommt und Sie unterstützt?
- Wie fühlt sich das an?
- Wie wirkt sich das in Ihrem Körperempfinden aus?

Wenn Sie die Übung beenden wollen, können Sie sich bei Ihrem inneren Helfer / Coach bedanken und sich verabschieden in dem Wissen, dass Sie jederzeit wieder Kontakt mit ihm aufnehmen können. Dann atmen Sie tief durch, strecken und dehnen sich und kommen mit Ihrer Aufmerksamkeit wieder ganz in die Gegenwart zurück.

Wenn eine positive Vorstellung von einem inneren Helfer entstanden ist, kann diese – ähnlich wie der sichere Ort – immer dann aktiviert werden, wenn Sie sich unsicher fühlen, Hilfe brauchen oder vor einer herausfordernden Situation stehen, für die Sie im Vorfeld Unterstützung brauchen.

Je häufiger Sie in diese Vorstellung (das gilt auch für andere Imaginationen) hineingehen, umso wahrscheinlicher wird es, dass sie „funktioniert". Das angestrebte Ziel, für das Sie einen inneren Helfer benötigen, sollte aber grundsätzlich realistisch sein.

! Die Fragen zum Etablieren eines inneren Helfers finden sich auch in **Arbeitsblatt 3** (Anhang, Seite 180 ff.), mit Freiraum zum Ausfüllen.

Kindliche Anteile beruhigen

Was bewirkt die Übung?

Menschen, die bereits in der Kindheit viele schwierige und traumatisierende Erfahrungen machen mussten, haben manchmal das Gefühl: Auch in der Gegenwart werden in schwierigen Situationen bei ihnen kindliche Zustände von früher aktiviert. Um diese zu beruhigen, können konkrete Vorstellungen hilfreich sein.

Was passiert in der Übung?

Taucht bei Ihnen eine solche Erinnerung an eine schwierige Situation in der Kindheit auf, dann ist zunächst eines ganz wichtig: Es gilt wahrzunehmen, dass eine belastende Erinnerung aktiviert wurde. Die Gegenwart sieht vermutlich ganz anders aus. Atmen Sie dafür ein paarmal ruhig und tief und richten Sie sich körperlich auf. So können Sie sich als Erwachsene/r beruhigen. Nur wenn die Person im Heute ruhiger wird, ist auch eine Beruhigung nach innen möglich.

Im nächsten Schritt könnten Sie sich überlegen, wie diese alte Situation damals hätte besser verlaufen können bzw. was das Kind damals gebraucht hätte. Hätte das Kind z. B. Hilfe gebraucht, jemanden, der eingegriffen, etwas erklärt, getröstet oder beruhigt hätte?

Die Situation soll von heute aus angesehen werden. Dieser Schritt braucht meistens mehr Zeit, und in der Regel brauchen Sie dafür auch Unterstützung, denn es ist gar nicht so einfach, zu einer erlebten belastenden Situation eine gute, alternative Vorstellung zu entwickeln. Allein die Frage, wer dem Kind in der Vorstellung heute helfen könnte, stellt eine echte Herausforderung dar: Ist es die inzwischen erwachsene betroffene Person selbst oder eine innere Helferfigur? Deshalb entwickeln wir diese Vorstellung im therapeutischen Setting schrittweise und überprüfen immer wieder, ob die Vorstellung wirklich hilfreich ist und sich der innere kindliche Anteil beruhigt und die Übererregung somit nachlässt. So kann auch die Erregung in der erwachsenen Person nachlassen.

Sie können auch alleine versuchen, hilfreiche Vorstellungen für sich zu entwickeln. Dabei können Ihnen die folgenden Fragen helfen:

- Was hätte das Kind damals gebraucht?
- Wer kann dem Kind heute (in der Vorstellung) geben, was es damals gebraucht hätte? Die / der Erwachsene selbst oder ein Helfer?
- Wenn es ein Helfer ist, ist es dann ein Mensch, ein Tier oder ein Fantasiewesen?
- Wie greift der Helfer ein, und wie verändert sich dadurch die Vorstellung?
- Stellt sich die / der Erwachsene bzw. der Helfer dem Kind vor, und was wird gesprochen?

Dass das nicht einfach „klappt“, ist ganz normal. Es gilt jeweils zu prüfen, wie sich jede einzelne Vorstellung auf das innere Erleben auswirkt. Wenn eine Vorstellung nicht hilfreich ist, kann sie verändert werden und wird dann erneut auf ihre Wirksamkeit überprüft (siehe auch Kapitel 9, Übungen zur Affektregulation).

Die sichere Aktivität

Wie wirkt die Übung?

Manchen Menschen fällt es schwer, sich Vorstellungen in der Fantasie auszumalen. Das gilt grundsätzlich für beide Geschlechter, auch wenn es bei Männern etwas häufiger der Fall ist. Dafür gibt es andere Möglichkeiten der Selbstberuhigung. Eine davon ist die sogenannte sichere Aktivität.

Die Übung stammt von Michaela Huber (2003). Gesucht wird nach einer Handlung bzw. Aktivität, die der / die Betreffende gerne ausführt. Häufig sind das alltägliche Aktivitäten, die gerade durch ihre Routine Sicherheit vermitteln und leicht von der Hand gehen. Es kann so etwas „Einfaches" sein wie Puzzeln, Putzen, Autofahren, Autowaschen, Fußballspielen. Man kann aber auch Klimmzüge machen, kochen, bügeln, stricken usw. Was es auch ist: Wenn wir etwas tun, das uns entspannt, Sicherheit vermittelt und in dem wir uns als kompetent erleben, können wir es nutzen, um uns bei Bedarf zu beruhigen.

All diese Aktivitäten haben eines gemeinsam: Sie setzen sich aus mehreren Einzelschritten zusammen. Die konkreten Schritte können dann auch in der Vorstellung nachvollzogen werden.

Was passiert in der Übung?

Wenn Sie die „sichere Aktivität" in der Vorstellung durchführen, beginnen Sie damit, sich genau zu überlegen, was Sie als Vorbereitung für diese Handlung brauchen. Bedarf es einer speziellen Kleidung, benötigen Sie Hilfsmittel oder Werkzeug?

Nehmen wir an, Sie wollen bügeln: Wie wird das Bügelbrett aufgebaut? Gehen Sie die Aktivität Schritt für Schritt durch, bis das Brett steht. Dann machen Sie mit dem Bügeleisen weiter, mit der Wäsche … Wenn Sie mit allem fertig sind, spüren Sie nach, wie sich das im Körper anfühlt. Als Abschluss können Sie sich auch vorstellen, wie Sie Ihr Werk oder Ihren Erfolg mit anderen (freundlichen) Menschen teilen.

Wenn Sie diese Übung öfter bewusst durchführen, reicht es manchmal schon, einfach an diese Tätigkeit zu denken und vielleicht eine kleine zu der Handlung gehörende Bewegung oder Geste auszuführen, um im Gehirn das ganze „Programm" mit den gewünschten Gefühlen auszulösen.

6.2.3 Übungen, die den Körper einbeziehen

Es gibt eine ganze Reihe unterschiedlicher Körperübungen, die einfach anzuwenden und sehr wirkungsvoll bei Anspannung, Unruhe und Stress sind.

Übererregung mit dem Atem regulieren

Eine wichtige Form der Stabilisierung erfolgt wieder über den Atem. Sind wir entspannt, vertieft sich unserer Atmung, sie wird ruhig und gleichmäßig. Bei Aufregung hingegen werden wir kurzatmig oder halten die Luft an. Das Sprechtempo wird dadurch beschleunigt, und es entsteht der Eindruck, nicht genügend Luft zu bekommen. Im schlimmsten Fall werden wir atemlos oder fangen an zu hyperventilieren. Das Problem ist: In der Lunge ist *zu viel* Luft und gleichzeitig zu wenig Sauerstoff. Um gezielt Luft wieder abzulassen, helfen bestimmte Atemtechniken:

Langes Ausatmen

Was bewirkt die Übung?

Manchmal brauchen wir eine gewisse Spannung, wenn wir beispielsweise vor einer (herausfordernden) Aufgabe stehen. Wir atmen dann tief ein und kommen so unter Spannung. Hier kommt es also auf das Einatmen an.

Kommen wir jedoch nach der Arbeit nach Hause und lassen uns auf die Couch fallen, werden die meisten von uns vermutlich spontan tief ausatmen. Wir haben es geschafft, die Aufgaben sind erledigt, und wir dürfen jetzt entspannen. Das unterstützt in diesem Fall das Ausatmen.

Diesen entspannenden Effekt des tiefen Ausatmens wollen wir uns zunutze machen.

Wie funktioniert die Übung?

Beginnen Sie mit einem zischenden „Sch"- oder einem pfeifenden „Pf"-Laut und lassen Sie die Luft mit leichtem Druck aus der Lunge herausfließen, bis keine Luft mehr kommt. Die Laute Pf! oder Sch! fokussieren das Ausatmen und machen es hörbar.

Zählen Sie in Gedanken mit, wie viele Sekunden das Ausatmen bei Ihnen dauert. Atmen Sie dann wieder normal ein und wiederholen Sie die Übung. Nach einigen Wiederholungen werden Sie feststellen, dass Sie immer länger ausatmen können.

Langes tiefes Ausatmen kann ungewohnt sein, manchen wird dabei etwas schwindelig. Sollte das bei Ihnen der Fall sein, dann verkürzen Sie die Ausatmungszeit zunächst wieder, bis es einfacher geht.

Wiederholen Sie das lange Ausatmen zehnmal. Es reicht nicht, „in Eile“ einmal kurz etwas länger auszuatmen. Das hat wenig Effekt. Um den Beruhigungseffekt auszulösen, braucht es einige Zeit und Wiederholungen. Auch das Zählen hat übrigens einen Sinn: Es verhindert, dass die Gedanken sofort wieder anfangen abzuschweifen oder zu kreisen.

2-4-Atemtechnik: Doppelt so lange ausatmen wie einatmen

Die folgende Übung ist einfach, hat eine nachhaltige Wirkung und kann immer und überall eingesetzt werden.

Was bewirkt die Übung?

Wie wir bei der vorigen Übung sehen konnten: Um längerfristig „Dampf“ ablassen zu können, muss mehr Luft aus der Lunge hinausgelangen als hineinkommt. Diese Übung fokussiert also ebenfalls auf eine verlängerte Ausatmung.

Anleitung

Sie atmen durch die Nase ein und zählen dabei bis zwei. Anschließend atmen Sie für vier Zähleinheiten durch den Mund aus. Wichtig ist, nicht in Schnappatmung zu verfallen, sondern bewusst auszuatmen und eher wenig einzuatmen. Ein Durchgang besteht aus zwei Zähleinheiten für das Einatmen und vier Zähleinheiten für das Ausatmen. Bitte zählen Sie auch die Durchgänge, denn so bleiben Sie mit Ihrer Aufmerksamkeit beim Atemrhythmus.

Spüren Sie nach etwa drei bis fünf Durchgängen nach, was sich im Körper verändert hat. Es kann sein, dass der Kopf und / oder der Brustbereich sich freier bzw. leichter anfühlen. Sollte etwas sehr unangenehm sein, hören Sie auf und versuchen Sie es mit einer anderen Übung. Lassen Sie sich nicht entmutigen. Übung macht den Meister.

Wenn die Übung **im therapeutischen Setting** durchgeführt wird: Fragen Sie als TherapeutIn nach, was sich im Körper verändert hat.

Variationsmöglichkeiten

Es kann einfacher sein, den 2-4-Atemrhythmus **mit Schritten** zu **kombinieren**. Jede Zähleinheit entspricht dann einem Schritt. Das Tempo kann nach Bedarf variiert werden, die Arme dürfen beim Gehen mitschwingen. Stellen Sie sich einen Wecker auf 10 Minuten und gehen Sie im 2-4-Atemrhythmus spazieren. Zählen Sie dabei sowohl Ihre Schritte als auch die Durchgänge. Wenn Sie sich verzählen, fangen Sie einfach wieder von vorne an. Gedanken stören das Zählen, das passiert. Kommen Sie immer wieder zurück zum Zählen.

Checken Sie nach Ablauf der 10 Minuten, wie es Ihnen geht. Wenn Sie Lust haben weiterzumachen, dürfen Sie das tun. 20 Minuten Bewegung pro Tag aktivieren das Endorphin- und das Hormonsystem.

Besonders bei einer stärkeren Anspannung ist es sinnvoll, diese Übung täglich mehrfach zu wiederholen. Sportler müssen sich nicht aufs Gehen beschränken, sie können auch joggen oder laufen.

Es ist auch möglich, den **Atemrhythmus** weiter zu **variieren**: Über drei Einheiten einatmen, über sechs ausatmen; über vier Einheiten einatmen, über acht ausatmen … Wichtig ist der deutliche Fokus auf dem Ausatmen, der mit Geräuschen (z. B. Pf! und Sch!) auch hörbar werden darf.

Seufzen, Gähnen, Schnauben

Gähnen

Was bewirkt Gähnen?

Gähnen setzt ein komplexes Geschehen im Gehirn im Gang. Es regt unterschiedliche Hirnregionen an und setzt Neurotransmitter frei. Die amerikanischen Neurowissenschaftler Newberg und Waldman (2010) führen zwölf Gründe an, warum Gähnen gesund ist. Es …

1. stimuliert Wachsamkeit und Konzentration,
2. optimiert den Stoffwechsel und die Gehirntätigkeiten,
3. fördert die kognitiven Funktionen,
4. erhöht den Abruf von Erinnerungen,
5. steigert das Bewusstsein und die Fähigkeit, in sich hineinzuhören,
6. mindert Stress,

7. entspannt alle Körperteile, besonders aber Rachen, Gaumen, den oberen Nacken und die Hirnbasis,
8. fördert die freiwillige Kontrolle über Muskeln,
9. steigert athletische Fähigkeiten,
10. ermöglicht die Feinabstimmung des Zeitgefühls,
11. fördert Einfühlungsvermögen und soziales Bewusstsein,
12. steigert Vergnügen und Sinnlichkeit.

In sportlichen Wettkämpfen, z. B. vor dem entscheidenden Aufschlag oder Schuss, wird den Athleten empfohlen zu gähnen. Im sozialen Miteinander gilt Gähnen noch immer als unhöflich. Dabei ist es ansteckend, schafft also Verbindung.

Für unseren Zusammenhang ist wichtig: Gähnen bringt uns ganz in die Gegenwart und unterbricht das Denken. Es wirkt entspannend, macht uns wacher und aufnahmefähiger, jedenfalls solange es hell ist. Gähnen hilft bei der Regulation des Schlaf-und-Wach-Rhythmus, regt die Tränenbildung an, befeuchtet also die Augen. Ebenso regt es die Speichelbildung an und verbessert damit die Verdauung.

Wie kann man Gähnen nutzen?

Egal, was man Ihnen als Kind erzählt haben mag: Gähnen Sie so oft wie möglich, herzhaft und mit weit offenem Mund. Versuchen Sie doch mal, zehnmal hintereinander zu gähnen!

Was aber, wenn man gerade nicht gähnen muss oder kann? Dann öffnen Sie den Mund, atmen Sie „schluckweise" mehrfach hintereinander tief ein, dabei heben Sie den oberen hinteren Teil des Gaumens an und machen dann beim Ausatmen Gähngeräusche. Das machen Sie einfach so lange, bis sich plötzlich ein echtes Gähnen einstellt.

Schnauben

Unter Stress sind die Muskeln im Gesicht angespannt, besonders um den Mund herum. Über das „Pferdeschnauben" können wir zum einen überprüfen, wie entspannt bzw. angespannt wir sind. Das Pferdeschnauben entsteht, wenn man die Lippen locker aufeinanderlegt und kräftig durch den Mund ausatmet. Lockere Lippen fangen an, im Strom des Atems zu flattern und dabei Geräusche zu machen. Kinder machen das oft spontan und freuen sich daran. Sie verwenden ganz unterschiedliche Töne, machen z. B. Motoren nach. Das finden sie lustig und fangen an zu lachen. Lachen stärkt bekanntlich das Wohlbefinden.

Wie kann man Schnauben nutzen?

Probieren Sie es einfach einmal aus: tief einatmen, die Lippen locker lassen und dann die Atemluft durch die locker aufeinanderliegenden Lippen blasen. Bei mehrfachen Wiederholungen fangen die Lippen an zu kribbeln, weil die Durchblutung angeregt wird. Das ist völlig in Ordnung und kein Zeichen für Hyperventilation (zu schnelles Atmen). Beim Schnauben wird die Ausatmung automatisch verlängert und der Atemrhythmus insgesamt verlangsamt.

In der zweiten Stufe versuchen Sie, beim Pferdeschnauben so viele unterschiedliche Töne wie möglich zu produzieren. Genießen Sie den Spaß dabei.

Was aber, wenn die Lippen nicht locker flattern und keine Töne entstehen, weil die Spannung in den Muskeln um den Mund herum zu groß ist? Dann machen Sie die folgende Übung. Sagen Sie so lange „Pe!", bis das Schnauben gelingt.

„Pe!" sagen

Was bewirkt es?

Diese Übung ist eine spielerische, körperliche Form der Abgrenzung. Sie eignet sich für Situationen, die mit Anspannung verbunden sind, z. B. Vorträge oder Gespräche, von denen viel abhängt. Über ein laut ausgestoßenes „Pe!" kommen wir leichter in Verbindung mit uns selbst. Die anderer empfinden wir als unwichtiger.

„Pe!" kann eine Vorübung für das Pferdeschnauben (s. o.) sein.

Wie funktioniert es?

„Pe!"-Sagen übt man am besten alleine (d. h. bevor man in die angespannte Situation reingeht) und im Stehen, mit leicht angehobenem Kopf. Die Lippen sind fest, und dann wird laut und deutlich das „Pe!" ausgestoßen. Bei dem Ausruf öffnen sich die Lippen etwas, und ein mehrfach hintereinander ausgerufenes „Pe!" geht oft von alleine ins Pferdeschnauben über. Warum? Durch den Ausruf kommen die Lippen in Bewegung, und die Muskulatur um den Mund lockert sich.

Seufzen und Stöhnen

Was bewirkt es?

Bei Stress kommt es zu Verspannungen und Verkrampfungen im ganzen Körper. Auch die Diaphragmen sind betroffen. Unter Diaphragmen versteht man die aus Bindegewebe bestehenden Grenzen zwischen Körperhöhlen wie Rachenraum und Brustbereich sowie Brust und Bauch (Zwerchfell). Sind diese verspannt, können wir nicht gut und tief atmen, und auch der Fluss von Lymphflüssigkeit und Blut ist eingeschränkt. Häufig fühlen wir uns dann blockiert.

Wenn wir seufzen, wird das Diaphragma zwischen Rachen- und Brustraum bewegt. Beim Stöhnen geht dies sogar hinunter bis zum Zwerchfell, das dadurch auch mitbewegt wird. Die Flüssigkeiten und auch die Energien im Körper können wieder besser und freier fließen.

Wie funktioniert es?

Probieren Sie es aus: Atmen Sie tief ein und stoßen Sie dann die ganze Luft durch den leicht geöffneten Mund wieder aus, am besten mit einem lang gezogenen „Ahhhh“. Das mag sich beim ersten Versuch noch zaghaft anhören, aber je öfter Sie es wiederholen, umso leichter fällt es Ihnen. Sie spüren mit zunehmender Übung immer tiefer die Bewegung im Körper – und werden (hoffentlich) immer mehr Spaß an dieser Übung haben.

Körperwahrnehmung über einen Wechsel von Anspannung und Entspannung

Was bewirkt ein Wechsel von Anspannung und Entspannung?

Die Progressive Muskelrelaxation (PMR) nach Jacobson ist die „klassische“ Methode des abwechselnden An- und Entspannens schlechthin. Sie wird häufig in Kursen gelehrt und findet sich in verschiedenen Varianten mit 30 oder 60 Minuten Dauer auf CDs und im Internet.

Ein einzelner Köperteil, z. B. die linke Gesäßhälfte, wird für ca. sechs Sekunden mit aller Kraft angespannt und dann wieder locker gelassen. Die Aufmerksamkeit wird auf den Unterschied zwischen An- und Entspannung gelenkt. Der Übende verbessert seine Körperwahrnehmung, und er erlernt eine systematische Technik, um Anspannungen zu reduzieren. Durch das Loslassen wird nicht nur die in der Übung aufgebaute Anspannung wieder aufgelöst, es wird auch quasi nebenbei die Grundanspannung des Übenden reduziert, auch wenn sie gar nicht bewusst ist. Die positiven Effekte bei regelmäßiger Anwendung sind wissenschaftlich dokumentiert (u. a. Grawe et al. 1994, S. 580 ff.).

Traumatisierten fällt es oft schwer, dieses systematische und standardisierte Programm durchzuführen. Die Effekte reichen nicht aus, um Intrusionen oder Gedankenkreisen (siehe Kap. 3) kurzfristig zu unterbrechen. Bei der PMR wird die Aufmerksamkeit nach und nach auf alle Körperteile gelenkt. Es könnte aber sein, dass einzelne Körperregionen (manchmal auch der ganze Körper) durch die traumatische Erfahrung negativ besetzt sind. Deshalb ist dieses Programm möglicherweise eine Überforderung für traumatisierte Menschen.

In solchen Fällen kann es hilfreich sein, erst nur mit einzelnen, isolierten Körperteilen zu arbeiten und – wenn möglich – den Bereich nach und nach zu erweitern.

Wie funktioniert es?

Spannungen mit der Faust in ein Objekt drücken

Eine Hand zur Faust zu ballen ist nicht nur eine Geste der Kraft (siehe Kapitel 5), es ist auch eine Möglichkeit, Spannung nicht nur in der eigenen Hand zu spüren, sondern sie in ein Objekt abzuleiten, z. B. in einen Ball, eine Kastanie oder einen Stein. Oft kann man sich damit auf mehreren Ebenen Entlastung verschaffen. Bei den meisten Menschen gelingt dies mit einer Hand besser als mit der anderen. Probieren Sie es für sich aus.

Denken Sie kurz an Ihre innere Anspannung. Nehmen Sie ein Objekt in eine Hand, atmen Sie ein, und mit dem Ausatmen drücken Sie Ihre Anspannung in das Objekt. Atmen Sie normal weiter und lassen Sie nach drei bis fünf Atemzügen wieder locker. Spüren Sie dem Effekt nach. Wechseln Sie dann die Hand und drücken nun mit dieser Hand, beginnend mit dem Ausatmen, die Anspannung in das Objekt. Ist ein anderer Effekt bemerkbar? Welche Hand fühlt sich angenehmer an?

Den gesamten Körper anspannen

Was bewirkt die Übung

Unter hohem Stress wird immer wieder Adrenalin ausgeschüttet. Der Körper ist deshalb oftmals mit „unsortierter“ Energie angefüllt. Aufgrund der Übererregung kann diese Energie häufig nicht „sinnvoll“ genutzt werden. Sie wirkt im Gegenteil störend, lässt Gedanken und Aktionen immer wieder geradezu abreißen. Man fängt ganz viel an, ohne es zu Ende zu bringen.

In diesem Fall kann hilfreich sein, einmal den Körper komplett anzuspannen und damit möglichst viel dieser Energie auf einmal zu verbrauchen. Gleichzeitig führt das An- und Entspannen zu einem Innehalten und so zu der Möglichkeit, sich wieder neu zu fokussieren.

Wie funktioniert die Übung?

Sie können diese Übung im Sitzen, aber noch besser im Stehen durchführen. Spannen Sie den ganzen Körper an:

- Ballen Sie die Hände zu Fäusten,
- krallen Sie Ihre Zehen in den Boden,
- strecken Sie Ihre Beine durch,
- spannen Sie das Gesäß und den Bauch an und
- ziehen Sie die Schultern nach oben.
- Öffnen Sie dabei den Mund, damit Sie nicht die Zähne zusammenbeißen können. Der geöffnete Mund hilft, die Energie nach außen zu geben und sie nicht gegen sich selbst zu richten. Dies kann in ein Gähnen übergehen.
- Halten Sie die Spannung im Körper für drei bis fünf Atemzüge mit ganzer Kraft.
- Lassen Sie mit dem letzten Ausatmen schwungvoll los: die Schultern sacken lassen, die Hände öffnen, die Füße ausrollen, leicht in sich hineinsacken.

Spüren Sie nach und überprüfen Sie, wie viel der Energie Sie mit einem Durchgang durch die Übung abgegeben haben. Sie können die Übung natürlich mehrfach durchführen und prüfen, wie weit Sie die Energie reduzieren können.

Ausschütteln

Was bewirkt die Übung?

Beim Ausschütteln lockern wir den ganzen Körper, wodurch auch innere Prozesse in Bewegung kommen.

Wie funktioniert die Übung?

Die Übung wird im Stehen ausgeführt, mit schulterbreit auseinandergestellten Füßen. Es gibt verschiedene Möglichkeiten, wie Sie diese Übung durchführen können.

- Sie können mit den Füßen bzw. Knien beginnen oder mit den Händen bzw. Armen. Das Schütteln soll durch den ganzen Körper wandern und kann je nach Kondition unterschiedlich lange ausgeführt werden.
- Sie können die Übung mit der Vorstellung verbinden, Belastungen „abzuschütteln".
- Hilfreich kann es auch sein, die Schultern zu heben und fallen zu lassen, um auch diesen Bereich zu lockern. Ebenso können Sie den Kopf leicht schütteln.
- Ein Wippen mit den Füßen bringt den gesamten Körperstamm in Bewegung.
- Das Schütteln ist von tiefem Ausatmen begleitet, Sie dürfen dabei auch gerne stöhnen.
- Die Intensität des Schüttelns ist ebenfalls variierbar. Es können große Bewegungen sein, es ist aber auch möglich, es eher leicht innerlich vibrieren zu lassen. Dies erreichen Sie am einfachsten über eine Bewegung aus den Knien heraus. Besonders Hüfte und Gesäß lassen sich so lockern.

Berceli (2007, 2010) hat mit den Trauma Releasing Exercises (TRE) eigene Abzitter-Übungen bei Stress und Trauma entwickelt. Diese Übungen führen dazu, dass der Körper selbstständig mit Zittern reagiert, welches als Lösungsmechanismus für Stress und Trauma angesehen wird. Körper und Psyche soll es so ermöglicht werden, zu einem natürlichen Gleichgewicht zurückzukehren. Weitere Informationen dazu sind im Internet erhältlich, z. B. unter: ↗ https://www.tre-deutschland.de/index.php.

Übererregung abbauen durch Trainieren des Gleichgewichts

Bei unruhigen Gemüts- und Körperzuständen ist das Gleichgewicht schwer zu halten. Gleichgewichtsübungen helfen nicht nur, Übererregung abzubauen, sondern trainieren auch Achtsamkeit und Selbstwahrnehmung.

Es gibt Halte-Übungen für das Gleichgewicht und Bewegungsübungen. Mit dem Einbeinstand lernen Sie eine Halte-Übung kennen, Zehen-Fersen-Stand und Hüpfen beziehen Bewegung mit ein.

Einbeinstand

Wie funktioniert die Übung?

Wenn Sie Schwierigkeiten haben, das Gleichgewicht zu halten, stellen Sie sich nah an eine Wand, um sich ggf. abstützen zu können. Fixieren Sie mit offenen Augen einen Punkt vor sich an der Wand oder am Boden. Das hilft Ihnen, sich zu konzentrieren. Heben Sie langsam erst ein Bein mit dem Fuß maximal bis auf Kniehöhe und halten

Sie es oben, wechseln Sie dann auf das andere Bein. Atmen Sie dabei gleichmäßig weiter, ohne die Luft anzuhalten.

Spüren Sie dann für sich nach: Auf welchem Bein ist es leichter, das Gleichgewicht zu halten? Inwieweit hilft Ihnen der Atem, das Gleichgewicht länger zu halten?

Es kann hilfreich sein, die Arme auszustrecken, entweder zur Seite oder fest nach unten gedrückt, mit angewinkelten Handflächen. Oder Sie machen ein „High V“: Die Arme gehen v-förmig nach oben oder mit geballter Faust (erinnert an Wehrhaftigkeit). Probieren Sie aus, was für Sie angenehmer ist.

Variante: Baum-Übung

Im Yoga gibt es als Einbeinstand die Baum-Übung. Dafür halten Sie ein Schienbein in der Hand und drehen die Hüfte nach außen. Dann setzen Sie den Fuß oberhalb des Knies gegen das andere Bein, bleiben aufrecht stehen und führen die Handflächen über dem Kopf zusammen.

Bleiben Sie für einige Atemzüge ruhig stehen und halten Sie das Gleichgewicht. Dann die Hände wieder sinken lassen und das Bein absetzen. Spüren Sie nach und wiederholen Sie die Übung dann mit dem anderen Bein.

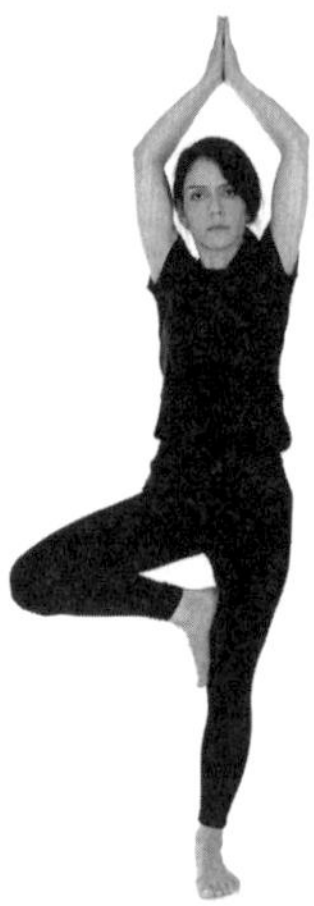

© Dragana Draganovic – AdobeStock

Alternativ können Sie auch die Füße voreinander in eine Linie stellen, ohne dass sich die Füße berühren. Auch dies sollten Sie nah an einer Wand machen, damit Sie sich bei Bedarf abstützen können. Wenn Sie kurz die Augen schließen, werden Sie vermutlich spüren, dass Ihr Körper leicht schwankt. Gleichen Sie dieses Schwanken einen Atemzug lang aus, bevor Sie die Augen wieder öffnen.

Zehenspitzen-Fersen-Stand

Wie funktioniert die Übung?

- Der Zehenspitzen-Fersen-Stand ist eine sogenannte Pendel-Übung.
- Stellen Sie Ihre Füße etwa hüftbreit auseinander.
- Drücken Sie sich beim Einatmen mit beiden Füßen hoch in den Zehenstand, sodass die Fersen vom Boden abheben.
- Rollen Sie mit dem Ausatmen über die Fußsohlen in den Fersenstand, sodass die Zehenspitzen in die Luft kommen und Sie leicht nach hinten gebeugt sind.
- Wiederholen Sie dieses langsame Pendeln und probieren Sie aus, wie weit Sie gehen können, ohne zu kippeln.
- Versuchen Sie, die Bewegung so fließend wie möglich auszuführen, wobei Sie an den Endpunkten jeweils kurz innehalten. Wenn Sie Ihre Arme anspannen (sie z. B. seitlich an den Körper pressen oder mit durchgedrückten Armen die Hände abwinkeln), kann Ihnen das zusätzliche Stabilität vermitteln.

Hüpfen

Wie wirkt die Übung?

Beim Hüpfen bewegt sich der Körper ruckartig nach oben, abgestoßen durch ein Bein oder durch beide. Die Bewegung nach oben wirkt sich positiv auf unsere Stimmung aus. Am besten können wir unter freiem Himmel hüpfen. Es hat etwas Spielerisches und erinnert an die Unbeschwertheit der Kindheit. Viele kennen sicherlich noch den „Hopser-Lauf". Hier holt man mit dem entgegengesetzten Arm beim Hüpfen noch zusätzlichen Schwung.

Tipp: Hüpfen Sie auf einem Trampolin. Dieses verstärkt die Bewegung nach oben, lockert den ganzen Körper und schont die Gelenke.

Gesten und Bewegungen nutzen

Wie wirken Gesten und Bewegungen?

Bewegungen, die wir oft ausführen, werden im Gehirn mit konkreten Empfindungen und Gefühlen verknüpft. Wir können deshalb selbst kleine Bewegungen nutzen, um bestimmte Gefühlszustände und innere Haltungen auszulösen. Eine aufrechte Körper- und Kopfhaltung beispielsweise, mit einem Blick, der gerade nach vorne geht, ist mit dem Gefühl von Erwachsenensein und Stärke verbunden. Eine zusammengesunkene Haltung mit gesenktem Kopf und Blick ist hingegen mit einem Gefühl von Schwäche und Sich-klein-Machen verbunden und drückt die Stimmung eher.

Wenn wir ein Gefühl von Handlungsfähigkeit brauchen, kann es sinnvoll sein, aufzustehen und sich zu bewegen, oder im Sitzen mit einem Fuß zu wippen oder mit den Händen zu gestikulieren. Schon diese kleinen Bewegungen aktivieren im Gehirn Muster für Aktivität und erinnern uns unbewusst an das, was wir darüber erreichen können. Wir entwickeln zudem kreativere Ideen, wenn wir uns frei in einem Raum bewegen (Ankowitsch 2015).

Und es reichen wirklich ganz kleine Bewegungen. Aktiv mit dem Kopf zu nicken beispielsweise macht uns aufnahmebereiter für das, was wir hören. Wenn wir den Kopf schütteln, sinkt diese Bereitschaft.

Auch Gesten sind mit Gefühlen verknüpft. Eine Faust zu machen kann ein Gefühl von Wehrhaftigkeit auslösen, eine erhobene Hand mit nach außen gerichteter Handfläche schafft Abstand. Die Geste hat es sogar auf ein Verkehrsschild geschafft und verstärkt damit die Botschaft des Stoppsignals.

Selbst unter dem Tisch ausgeführt können Gesten helfen. Unser Gegenüber nimmt sie in dem Moment nicht zur Kenntnis, aber im eigenen Gehirn werden Muster aktiviert, die Gefühle auslösten. Diese können uns wiederum die nötige Energie für eine innere Haltung und ein gewünschtes Verhalten geben.

Wie funktionieren Bewegungen?

Probieren Sie es einfach einmal aus, eine aufrechte **Körper- und Kopfhaltung** einzunehmen:

- Richten Sie den Körper ganz auf,
- nehmen Sie die Schultern nach hinten, sodass die Schulterblätter sich aufeinander zubewegen.
- Gleichzeitig bewegen sich die Schultern nach unten, Sie lassen sie also fallen.
- Halten Sie den Kopf gerade und den Blick nach vorne gerichtet.

- Atmen Sie dabei ruhig und langsam.
- Bleiben Sie in dieser Haltung und spüren Sie nach, welche Gefühle dies in Ihnen auslöst.
- Jetzt lassen Sie den Kopf sinken,
- ziehen die Schultern ein wenig hoch und
- schauen auf den Boden.
- Vielleicht kreuzen Sie sogar die Arme vor der Brust.

Weiter ruhig atmen und nachspüren, wie Sie sich jetzt fühlen.

Richten Sie sich dann wieder auf, heben Sie den Kopf und richten Sie den Blick wieder nach vorne. Atmen Sie ruhig und spüren Sie nach. Wie haben sich Ihre Gefühle in der jeweiligen Haltung verändert? In welcher Haltung fühlen Sie sich besser?

Wenn Sie die **Füße**, egal ob im Sitzen oder Stehen, gerade und **fest auf den Boden stellen**, vermittelt Ihnen dies ein Gefühl dafür, dass der Boden Sie trägt und Sie Stabilität haben.

Drücken Sie die Füße bewusst auf den Boden. Wechseln Sie dabei zwischen beiden Füßen hin und her, ohne die Füße anzuheben, und spüren Sie: Der Boden gibt nicht nach, er trägt Sie.

Als TherapeutIn können Sie diese Übung gut vorführen, indem Sie aufstehen und zu dieser Erklärung als Beweis und Verdeutlichung mit der Ferse auf den Boden stampfen. Gerade wenn es Verunsicherungen im Körpererleben gibt, sind konkrete Handlungen leichter zu verstehen (vgl. Piaget).

6.2.4 *Übungen kombinieren*

Vier-Elemente-Technik (nach Elan Shapiro)

Was bewirkt die Vier-Elemente-Technik?

Um die Wirkung einzelner Übungen zu verstärken, kann man sie miteinander kombinieren. So hat beispielsweise der israelische Psychotherapeut Elan Shapiro (2007) vier unterschiedliche Entspannungstechniken zu einer Übung zusammengefügt, und das mit gutem Erfolg. Es ist sicher leichter, die Übung unter Anleitung zu lernen oder die einzelnen Übungsteile erst zu erlernen und dann alle zu kombinieren.

Auch bei dieser Übung entfaltet sich der Nutzen erst richtig, wenn sie täglich mehrmals durchgeführt wird. Ein Erinnerungsmarker kann helfen, daran zu denken. Dies kann ein vierfarbiges Armband sein, ein Symbol am Schlüsselbund, im Handy oder am PC. Ziel ist, den alltäglichen Stress zu reduzieren und die Fähigkeiten aufzubauen, sich selbst zu beruhigen.

Vier-Elemente-Technik – Anleitung

Die gesamte Übung kann im Stehen oder Sitzen durchgeführt werden.

Das **Element Erde**: Sicherheit in der Gegenwart

Nehmen Sie sich eine bis zwei Minuten Zeit und spüren Sie über Ihre Füße, dass Sie in Verbindung mit dem Boden bzw. der Erde sind. Spüren Sie der Vorstellung nach, dass die Erde / der Boden Sie trägt. Wenn Sie die Übung im Sitzen durchführen, können Sie zusätzlich die Kontaktpunkte zur Oberfläche des Sitzes bzw. der Rückenlehne wahrnehmen, ebenfalls mit dem Fokus: „Ich werde gehalten, gestützt."

Spüren Sie, was die Übung in Ihnen auslöst. Anschließend lenken Sie Ihre Aufmerksamkeit nach außen und benennen drei Dinge, die Sie in der Umgebung wahrnehmen, z. B. was Sie alles sehen oder hören.

Erst wenn ein gutes Gefühl entstanden ist, gehen Sie zur nächsten Übung über.

Das **Element Luft**: Atmung, um sich zu zentrieren und in Balance zu kommen

Verbinden Sie sich bewusst wieder mit dem Gefühl von Sicherheit aus der ersten Übung: Die Füße ruhen stabil und sicher auf dem Boden. Jetzt atmen Sie mindestens drei bis vier Mal tief und langsam ein und aus. Der Atem soll bis in den Bauch fließen, damit Raum für frische Luft in der Lunge entsteht. Stellen Sie sich vor, wie mit jeder Ausatmung Ihr Stress nachlässt und Sie mit jedem Einatmen mehr Kraft aufnehmen. Mit jedem Atemzug fühlen Sie sich mehr und mehr mit Ihrer eigenen Mitte verbunden.

Sie selbst führen Veränderungen herbei. Sie können also selbst etwas bewirken (Selbstwirksamkeit). Spüren Sie wieder der Veränderung bzw. Wirkung nach: Wie nehmen Sie jetzt Ihren Körper wahr? Wie ist Ihr Empfinden?

Gehen Sie erst dann zur nächsten Übung über, wenn Ihr Atemrhythmus ruhig ist und Sie ein gutes Gefühl haben.

Das **Element Wasser**: Sinnbild für Ruhe und Kontrolle

Gehen Sie wieder bewusst in Verbindung mit dem Gefühl von Sicherheit im Jetzt (Übung zum Element Erde) und der Zentrierung auf Ihrer Mitte (Übung zum Element Luft). Nehmen Sie dann Ihre Mundhöhle wahr. Atmen Sie weiter langsam tief ein und aus und nehmen Sie wahr, wie sich Ihr Mund anfühlt: eher trocken oder feucht? Jetzt regen Sie bewusst die Produktion von Speichel an. Dazu bewegen Sie die Zunge so über die Zähne, als wollten Sie mit der Zunge die Zähne putzen. Oder Sie stellen sich vor, Sie beißen in eine Zitrone. Produzieren Sie langsam und „schluckweise" den Speichel und schlucken Sie ihn. Dann wieder Speichel produzieren und schlucken. Das gibt Ihnen ein Gefühl von Kontrolle.

Auch in dieser Übung können Sie Selbstwirksamkeit wahrnehmen: „Ich kann Einfluss nehmen auf meinen Körper und seine Reaktionen." Die Übung hilft Ihnen auch, den Körper zu beruhigen. Unter Stress wird der Mund trocken. Ein feuchter Mund wird deshalb vom Gehirn als Zeichen für Entspannung und Sicherheit gedeutet.

Nehmen Sie sich auch jetzt wieder Zeit, um nachzuspüren, wie Sie diese Übung innerlich erlebt haben. Nur bei positivem Empfinden gehen Sie zur nächsten Übung über.

Das **Element Feuer**: Den Weg zur Imagination erleuchten

Verbinden Sie sich zuerst wieder mit den drei ersten Übungen und ihren Wirkungen, dem Gefühl von Sicherheit im Hier und Jetzt, der Zentrierung durch die ruhige tiefe Atmung und schließlich dem Gefühl von Kontrolle und Ruhe (Balance) durch die Feuchtigkeit im Mund. Erst dann tauchen Sie in die Vorstellung vom „sicheren Ort / Wohlfühlort" (siehe Seite 71) oder in eine andere beruhigende Vorstellung ein. Rufen Sie alle Sinnesqualitäten auf (sehen, hören, fühlen, riechen, schmecken), stellen Sie sich alle Details bildlich vor und spüren Sie am Ende wieder nach, was sich dadurch verändert hat.

Zum Beenden der Übung atmen Sie tief durch, strecken und dehnen sich, um sich wieder ganz auf die Umgebung und auf Aktivität einzustellen.

Wenn Sie die Übung vor dem Einschlafen machen, dann lassen Sie diesen letzten Teil der Rückkehr in die Aktivität weg.

6.2.5 *Summen, Tanzen und Musik: Andere Zugänge über den Körper*

Summen

Wie wirkt Summen?

Durch Stress und nach traumatischen Situationen ist es oft schwierig, Zugang zum Körper zu finden. Das Summen ist die sanfteste Form der Körperwahrnehmung. Ein Ton breitet sich pulsierend im Körper aus und wird als Vibration spürbar. Je lockerer der Körper ist, umso besser kann sich der Ton ausbreiten. Das ist im Liegen am leichtesten, man kann dabei aber auch sitzen.

Zum Summen eignen sich „hmmmm", aber auch Vokale wie A, U oder O. Die Atmung verlangsamt und vertieft sich, besonders das Ausatmen wird länger. So kann ein Gefühl von Sicherheit entstehen und sich verstärken. Die durch das Summen ausgelösten Vibrationen können helfen, Verspannungen und Blockaden im Körper zu lösen (Henderson 2007).

Wie funktioniert Summen?

Wenn Sie Körperblockaden wahrnehmen, summen Sie bewusst in diese Körperregionen hinein. Spüren Sie dann nach, was sich durch das Summen verändert. Auch hier ist es sinnvoll, diese Übung öfter zu wiederholen. Je gewohnter das Summen ist, umso leichter fällt es Ihnen, wenn Sie Beschwerden haben.

Natürlich kann man auch gemeinsam summen. Das verstärkt zum einen die Wirkung und schafft zum anderen ein Gefühl von Zusammengehörigkeit.

Musik

Wie wirkt Musik?

Musik zu hören aktiviert immer auch Gefühle. Aber nicht jede Musik entspannt oder hebt die Stimmung. Für den bewussten Einsatz von Musik ist deshalb eine eigene „Hitliste“ (Playlist) sinnvoll. Diese können Sie genau auf die gewünschte Stimmung abstimmen. Soll die Musik eher beruhigen, trösten oder aktivieren? Beruhigend können z. B. Kinder- oder Wiegenlieder wirken. Sie sind schon vom Rhythmus her dazu angelegt, zu beruhigen und froh zu stimmen (siehe auch Kapitel 7).

Musizieren, d.h. selbst aktiv Musik zu machen, ist noch intensiver und wirkt stärker. Dies kann über die Stimme geschehen, also durch **Singen**, durch das **Spielen eines Instruments** oder eine Kombination von beidem. Singen und das Spielen eines Instruments bedürfen einer hohen Konzentration. Beide Aktivitäten lenken die Gedanken in eine andere (strukturierte) Richtung.

Musik kann aber auch Gefühlen Ausdruck geben, egal ob Trauer, Wut, Freude oder Hoffnung etc. Die Musik löst Resonanzphänomene im Körper aus und kann dadurch Blockaden auflösen. Nach 20 bis 30 Minuten Singen sind Adrenalin und Cortisol deutlich reduziert. Andere Botenstoffe, die antidepressiv und bindungsstärkend wirken (wie Betaendorphin, Serotonin, Noradrenalin und Oxytocin), sind deutlich erhöht (Bossinger 2018). Wenn man Musik hört oder Musikprogramme zusammenstellt, ist es gut, mit Melodien abzuschließen, die beruhigen und Hoffnung geben. Porges (2017) empfiehlt ruhige Musik in Dur mit hellen Frauenstimmen, um Gefühle von Sicherheit auszulösen. Dies würde an die Stimme der Mutter in der Kindheit erinnern.

Musizieren kann man auch in Gemeinschaft, z. B. im Chor, einem Orchester bzw. in einer Band. Dies hilft, „dran“ zu bleiben. Außerdem beruhigt Gemeinschaft und tut gut. Schwedische Untersuchungen belegen, dass die Herzen von Chorsängern sogar im gleichen Takt schlagen (Vickhoff et al. 2013). Beim Singen verändert sich auch die Atmung. Sie wird ruhiger und tiefer und löst damit im Gehirn ein Gefühl von Sicherheit aus.

Tanzen

Wie wirkt Tanz?

Beim Tanzen verbinden wir Bewegung mit Musik. Bei kleinen Kindern schult Tanz das räumliche Denken und fördert die Fähigkeit zur Nachahmung. In jedem Alter stärkt es die Konzentrationsfähigkeit.

Über Musik (s. o.) können Gefühle ausgelöst, verstärkt oder vermindert werden. Bewegung hilft uns, Energie umzusetzen, Spannungen loszuwerden, Kondition aufzubauen oder zu halten und Herz und Kreislauf zu trainieren. Gruppentänze werden auch in der Behandlung von depressiven PatientInnen (Ankowitsch 2015) und bei KrebspatientInnen eingesetzt. Gerade Bewegungen, die nach oben gerichtet sind, also himmelwärts, heben die Stimmung. Tanzen baut Stress ab und entspannt. Sie können alleine tanzen, zu zweit oder in einer Gruppe, wodurch auch ein Gemeinschaftserleben gefördert werden kann.

Es gibt verschiedene Formen von Tanz, die jeweils unterschiedlich Ziele und Wirkungen haben. Hierzu einige Beispiele:

- Im therapeutischen Tanzen werden Musik und Bewegung bewusst genutzt, um Ausdruck für Gefühle zu finden, Blockaden zu lösen sowie neue Möglichkeiten des Ausdrucks auszuprobieren.
- Im meditativen Tanzen regen Musik und Bewegung dazu an, in Kontakt mit sich und den Gefühlen zu kommen.
- Der Ausdruckstanz lädt dazu ein, Gefühle körperlich auszudrücken und zu gestalten.
- Reigentänze bringen in Kontakt mit den Mittanzenden.
- Bauchtanz bietet die Möglichkeit, den eigenen Körper bewusster wahrzunehmen.
- Im afrikanischen Tanz liegt der Körperschwerpunkt tiefer, der Tanz ist sehr körperbezogen und sportlich.
- In den „5 Rhythmen“ nach Gabrielle Roth werden die Tanzenden eingeladen, durch eine Welle unterschiedlicher Rhythmen hindurchzutanzen und dabei den Körper selbst den Ausdruck finden zu lassen. Es gibt keine vorgegebenen Bewegungen, man kann nichts falsch machen.
- Aroha wird in manchen Fitnessstudios als „Kampftanzkunst der Maori“ angeboten. Es ist eine wunderbare Mischung aus stampfenden Schritten und Tönen.

Und es gibt noch viele andere Tanzformen. Wir empfehlen Ihnen, einfach auszuprobieren, bei welcher Form Sie sich am besten fühlen, denn: Tanzen soll auch Spaß machen.

6.2.6 Entspannung über gemeinsame Aktivitäten

Wenn wir bestimmte Dinge gemeinsam tun, fällt es uns meist leichter, mit unserer Wahrnehmung in der Gegenwart zu bleiben bzw. in sie zurückzukehren, wenn belastende Erinnerungen sich aufdrängen. Schon wenige Minuten Körperkontakt und Nähe senken bei Paaren den Blutdruck sowie den Cortisol- und den Noradrenalinspiegel und erhöhen das Oxytocin („Kuschelhormon“) im Blut (Newberg, A. & Waldman 2010).

Hinweis: Die beiden folgenden Übungen sind zwar leicht und würden deshalb in die Kategorie 1 gehören. Um sie auszuführen, braucht man aber einen anderen Menschen.

Backe, backe Kuchen

Wie wirkt die Übung?

Die meisten werden diese Übung noch aus der Kindheit kennen. Das Schöne ist: Man braucht dazu keinerlei Gegenstände, nur einen Menschen, der bereit ist mitzuspielen.

In dieser Übung sind Fehler erwünscht, weil sie uns zum Lachen bringen, und Sie wissen doch: Lachen ist gesund (Kapitel 11). Und da die Übung unsere ganze Aufmerksamkeit fordert, können wir nicht gleichzeitig grübeln, uns sorgen oder an schlimme Dinge denken. Sie kann also als Stoppübung für unangenehme Gedanken genutzt werden. Sie fordert uns aber auch körperlich und aktiviert Herz und Kreislauf, jedenfalls wenn wir sie einige Zeit miteinander machen.

Wie funktioniert die Übung?

Sie stehen oder sitzen mit Ihrem Gegenüber so nahe zusammen, dass Sie die Handflächen leicht berühren können. Dann einigen Sie sich auf ein Spielmuster. An Varianten der Bewegung gibt es Klatschen auf die Oberschenkel, in die eigenen Hände sowie die Handflächen des Gegenübers.

Aber wie berühren Sie die Handflächen? Berühren Sie die direkt gegenüberliegende Hand (rechte auf linke bzw. linke auf rechte) oder die Hand, die diagonal gegenüber ist (rechte auf rechte und linke auf linke)? Und erfolgen die Berührungen des anderen nur mit einer Hand oder mit beiden? Und wird dazwischen immer in die eigenen Hände geklatscht, und wie oft klatschen Sie sich auf die eigenen Oberschenkel? Und wie sehr können Sie das gemeinsame Tempo steigern, bis sich Fehler einschleichen? Und sprechen Sie vorher die Reihenfolge ab oder versuchen Sie, über Beobachtung die Intention Ihres Mitspielers oder Ihrer Mitspielerin zu erraten? – Hier schleichen sich ganz leicht Fehler ein (s. o.)

Variante: Wenn Sie niemand haben, der mitmachen will, bzw. wenn Sie alleine sind, können Sie auch gegen eine Wand spielen. Es macht nicht ganz so viel Spaß, aber es fordert trotzdem und beschäftigt Ihre Gedanken. Probieren Sie dann möglichst viele Varianten aus, die verschiedenen Bewegungsmöglichkeiten zu kombinieren. Es soll Sie schließlich nicht langweilen, sondern herausfordern.

Gemeinsam Ball spielen

Wie wirkt die Übung?

Wenn wir Ball spielen, ist unsere ganze Aufmerksamkeit in der Gegenwart gefordert. Das gilt jedenfalls, wenn wir zu zweit spielen, denn dann sind wir immer „dran“.

Durch die Bewegung baut sich Stress ab, das gemeinsame Spiel macht Spaß, und aggressive Gefühle dürfen in die Wurfstärke einfließen. Deswegen kann es auch mal sinnvoll sein, die Wand als Gegenüber zu nutzen. Dann können Sie „voll draufhauen“, ohne Rücksicht nehmen zu müssen.

Wenn Sie mit Softbällen spielen (s. u.), hören Sie beim Auftreffen, wie viel Energie in den Wurf reinging: je mehr Energie im Wurf, umso lauter der Aufprall. Das schafft Befriedigung, weil die Energie nicht einfach „verpufft“.

Wie funktioniert die Übung?

Wir empfehlen, mit weichen kleinen Bällen zu spielen, mit sogenannten Softbällen. Dann tut es nicht weh, wenn Sie den Ball mal nicht fangen, sondern getroffen werden. Natürlich macht es Sinn zu schauen, dass nicht gerade wertvolle, zerbrechliche Gegenstände in der Umgebung sind. Also spielen Sie vielleicht auf dem Flur.

7. Nicht einschlafen und nicht durchschlafen können: Durch Übererregung verursachte Schlafstörungen

Bei Schlafstörungen zielen Stabilisierungsübungen auf die Beruhigung des vegetativen Nervensystems, damit der Schlaf wieder erholsam wird. Das versucht man teilweise auch mit Schlafmedikamenten. Von Benzodiazepinen ist jedoch dringend abzuraten, denn sie können schnell abhängig machen.

Alternativ gibt es pflanzliche Mittel wie Baldrian, Hopfen, Melisse, Lavendel, Melatonin, die „Heiße 7" bei den Schüssler-Salzen u. Ä. All diese Substanzen wirken beruhigend, bei schweren Schlafstörungen reichen sie aber häufig nicht aus. Bei ausgeprägten Schlafstörungen besprechen Sie bitte mit Ihrem Hausarzt, welche medikamentöse Unterstützung für Sie sinnvoll ist.

7.1 Wie wirkt sich Übererregung auf den Schlaf aus?

Auf Dauer schlecht zu schlafen macht müde, reizbar und unkonzentriert. Und Menschen mit traumatischen Erfahrungen schlafen oft schlecht, denn unverarbeitete traumatische Erlebnisse führen zu einer Erhöhung der vegetativen Erregung und der Wachsamkeit (Vigilanz). Beide stören den Schlaf und das Durchschlafen. Betroffene schlafen insgesamt weniger, und auch die Schlaftiefe ist geringer (Stickgold 2002). Damit können auch die normalen Traumphasen, der REM-Schlaf (REM = Rapid Eye Movements), verkürzt sein.

Bereits das Einschlafen kann zum Problem werden, denn beim Schließen der Augen tauchen unangenehme Bilder oder Gedanken bzw. Erinnerungen an den Vorfall (Intrusionen) auf, die einen trotz Müdigkeit innerlich sofort wieder hellwach und unruhig werden lassen. Häufig beginnen dann grübelnde Gedankenschleifen: „Warum ist das passiert? Hätte ich etwas anders machen können? Wird das jetzt immer so bleiben?" Die innere Unruhe nimmt weiter zu, und an ein Wiedereinschlafen ist gar nicht mehr zu denken. Zusätzlich ärgert man sich häufig über die Schlaflosigkeit.

Einige Betroffene geraten in einen echten Teufelskreis. Sie haben Angst vorm Schlafengehen, denn es wird ja eh nicht klappen. Deshalb schieben sie die Zubettgehtzeit immer weiter nach hinten und füllen die Zeit häufig mit Aktivitäten wie Fernsehen oder Beschäftigungen am PC, die in der Regel ja eher wach machen. Sie hoffen aber, dass der Körper irgendwann doch so müde wird, dass sie trotz der vegetativen Übererregung schlafen können.

Durchschlafprobleme haben häufig mit einem eher flachen Schlaf zu tun. Bereits die leisesten Geräusche lassen einen zusammenzucken und wach werden. Oder die Betroffenen haben infolge ihrer traumatischen Erlebnisse Albträume (siehe Kapitel 4), die sie regelmäßig schweißgebadet erwachen lassen.

7.2 Welche Bedeutung haben Träume und der REM-Schlaf?

Träume spielen generell für die Verarbeitung von Erlebnissen eine große Rolle und sind wichtig für die Konsolidierung von Erinnerungen, auch wenn wir diese noch immer nicht genau definieren können (Winson 1993, Axmacher & Rasch 2017, Born & Wagner 2004). Jeder Mensch träumt mehrmals in der Nacht, auch wenn er sich später nicht mehr an das Geträumte erinnert. Am häufigsten träumen wir im REM-Schlaf, wenn die Augen sich unter den geschlossenen Augenlidern schnell bewegen. Dann sind unsere Träume auch am bildhaftesten. Am ehesten können wir Träume erinnern, wenn wir direkt danach aufwachen.

Laut einer Theorie zu Träumen brauchen wir sie, um Gelerntes besser zu integrieren (Winson 1993). Neue Informationen mischen sich mit alten, besonders wenn es emotionale Verbindungen gibt. So können neue Ideen und Lösungen für aktuelle Probleme entstehen. Im Traum finden sich häufig Reste vom Tag, wie z. B. Fragmente, Phrasen oder Gefühle. Diese vermischen sich dann mit fantasievollen anderen Inhalten, die wir bewusst so nicht verbunden hätten.

Während des Träumens im REM-Schlaf ist unser Gehirn ausgesprochen aktiv. Die Amygdala ist sogar stärker aktiviert als im Wachzustand. Diese Gehirnregion ist für die Verarbeitung von Gefühlen zuständig. Dagegen ist der präfrontale Kortex, der für Planung und Handlung zuständig ist, weniger aktiviert. Wenn wir uns im Traumgeschehen bewegen wollen, reagiert auch der motorische Kortex. Allerdings werden die Impulse nicht zum Hirnstamm weitergeleitet, und deshalb bewegen wir uns de facto nicht.

7.3 Allgemeine Empfehlungen

Schlafrituale helfen, auch unter schwierigen Umständen „gute neue Schlafgewohnheiten" zu entwickeln. Dazu gehören „feste" Zubettgehzeiten, möglichst vor Mitternacht. Fernseher, Computer, Smartphone o. Ä. regen eher an. Deshalb wird empfohlen, damit ca. zwei Stunden vor der Schlafenszeit aufzuhören.

Außerdem: Halten Sie Ihren Schlafplatz möglichst kühl und nutzen Sie Ihr Bett wirklich vorwiegend zum Schlafen. Wenn Sie im Wachzustand chillen wollen, machen Sie das möglichst woanders. Riemann (2004) empfiehlt weiter den Verzicht auf koffeinhaltige Getränke, schwarzen Tee und Alkohol ab dem Nachmittag sowie einen kleinen Abendspaziergang o. Ä. zum Abschalten. Größere körperliche Anstrengung hingegen ist am Abend eher nicht hilfreich, da der Kreislauf zu sehr angeregt wird. Auch spätes und schweres Essen stört den Schlaf, da der Körper zu sehr mit der Verdauung beschäftigt ist.

Schlafposition: Probieren Sie aus, ob Sie eine Lieblingsposition für das Einschlafen haben, und nehmen Sie diese dann bewusst ein.

Wärmende Hände und warme Füße: Aus der Praxis der Achtsamkeit kommt die Idee, die warmen Hände direkt auf den Bauch zu legen, dann zu spüren, wie sich die Hände beim Atmen leicht auf und ab bewegen. Wenn Sie zählen, wie oft sich Ihre Hände heben, dann ist das eine Form der Aufmerksamkeitslenkung, die ein wenig dem Schäfchenzählen ähnelt.

Aus dem Ayurveda gibt es viele Tipps, die für das Wohlbefinden beim Einschlafen sorgen, z. B. eine abendliche Fußmassage mit warmen Ghee oder Massage-Öl, Ayurveda-Milch usw. Auch mit einer Wärmflasche auf dem Solarplexus (unter dem Rippenbogen) oder unter den Füßen kann das Einschlafen leichter fallen. Angenehme Wärme erzeugt ein Wohlgefühl im Körper und hilft zu entspannen. Hier können auch dicke Socken oder ein wärmendes Fußbad vor dem Zubettgehen helfen.

Leise Musik oder sanfte Hintergrundgeräusche: Unaufdringliche Geräusche im Hintergrund scheinen ebenfalls eine beruhigende schlafanstoßende Wirkung zu haben. Neben ruhiger Musik haben sich nach Erfahrungsberichten die Stimmen der Deutschlandradio ModeratorInnen nachts bewährt oder Hörbücher, die man quasi auswendig kennt. Für Hintergrundgeräusche gibt es unterschiedlichste Angebote: Meeresgeräusche, Walgesänge, Rauschen des Waldes … Sie alle sind potenziell geeignet, das Gehirn vom Grübeln abzuhalten. Gleiches gilt für Fantasiereisen, geführte Entspannungsübungen oder Meditationen.

Vielleicht haben Sie auch schon von dem beruhigend wirkenden Kribbeln gehört? Unter dem Namen Autonomous Sensory Meridian Response (ASMR) macht es seit 2010 die Runde durchs Internet. Es gibt zahlreiche (hauptsächlich englischsprachige) YouTube-Videos und Erfahrungsberichte dazu. Über monotone Geräusch wie Klopfen, das Rascheln von Papier, das Geräusch aneinanderreibender Hände oder Flüstern wird versucht, angenehme, kribbelnde Gefühle auszulösen, die das Erregungsniveau senken und das Einschlafen erleichtern sollen. Laut Wikipedia handelt es sich bei ASMR um die Erfahrung eines „statisch-ähnlichen oder kribbelnden Gefühls auf der Haut, das typischerweise auf der Kopfhaut beginnt und sich am Nacken und der oberen Wirbelsäule entlang bewegt (sogenannte *Tingles*)“. Die Wirkung der Videos wird unseren Spiegelneuronen zugeschrieben: Wir beobachten jemanden, der eine bestimmte Empfindung hat, und fühlen dasselbe. Zwar ist das Phänomen bisher kaum wissenschaftlich erforscht, aber vielleicht probieren Sie es einfach mal aus. Mehr als dass es nicht wirkt, kann nicht passieren.

7.4 Spezielle Techniken zum Einschlafen

Wir empfehlen, alle Techniken mehrfach auszuprobieren und dann die Lieblingstechniken zu kombinieren und sie für mindestens 7 bis 14 Tage regelmäßig durchzuführen. Erst dann kann sich eine neue Schlafgewohnheit etablieren. Alle im Folgenden beschriebenen Techniken kann man auch, wenn man nachts aufwacht, zum Wiedereinschlafen verwenden.

Die Augen offen halten

Was bewirkt die Übung?

Die Idee für diese Technik stammt aus der Hypnotherapie. Es handelt sich um eine sogenannte paradoxe Intervention, was einfach erklärt bedeutet: Sie machen das Gegenteil von dem, was Sie eigentlich erreichen wollen.

Wie funktioniert die Übung?

Auf das Thema Einschlafen bezogen heißt das: Sie schließen Ihre Augen *nicht*. Sie öffnen sie ganz weit und gucken über die Augenbrauen an die Wand, ohne dabei zu zwinkern. Halten Sie die Augen so lange wie möglich offen, und nehmen Sie die Anstrengung wahr. Während

Sie die Augen offen halten, zählen Sie innerlich langsam und gleichmäßig Ihre Atemzüge. Wenn die Augen zufallen, öffnen Sie sie wieder und versuchen erneut, sie so lange offen zu halten, wie es geht. Dabei zählen Sie wieder Ihre Atemzüge. Führen Sie dies auch noch ein drittes Mal durch, sodass die Augen schließlich so schwer werden, dass Sie sie gar nicht mehr öffnen „können oder wollen" (Hypnotherapie-Trance-Induktionstechnik).

Es hinter den Augen schwarz werden lassen

Was bewirkt die Übung?

Das Problem beim Einschlafen sind innere Filme und Gedanken, die einen nicht zur Ruhe kommen lassen. Als Selbstsuggestion zum Abschalten der Filme und Gedanken dient die Vorstellung, dass hinter den geschlossenen Augen alles schwarz wird.

Wie funktioniert die Übung?

Stellen Sie sich ein angenehmes freundliches Schwarz vor, das den Raum hinter den Augen komplett ausfüllt.

Sollten wieder Farben oder Bilder auftauchen, lassen Sie es erneut schwarz werden. Dies erfordert ein bisschen Übung, klappt dann aber immer schneller und macht (nach eigener Erfahrung) das Einschlafen einfacher.

Körperliche Entspannungstechniken

Eine wirksame Methode zum entspannten Einschlafen ist die **Progressive Muskelrelaxation (PMR)** nach Jacobson (siehe Kapitel 6, Seite 84). Über eine bewusste Anspannung und Entspannung isolierter Muskelgruppen sollen angenehme Körperwahrnehmungen gestärkt und der Körper systematisch entspannt werden.

Auch **Autogenes Training** oder **Meditation** vor dem Einschlafen kann schlaffördernd sein. Für beides gibt es Kurse, die für Autogenes Training (auch für PMR) werden meistens sogar von den gesetzlichen Krankenkassen übernommen.

Genauso wichtig wie die Methode ist die Übung bzw. Wiederholung. Üben Sie deshalb regelmäßig, auch wenn es Ihnen gut geht. In Zeiten der Entspannung wird es Ihnen wesentlich leichter fallen, die Methoden erfolgreich einzuüben und einzusetzen.

Ein Schlaftagebuch führen

Wie wirkt es?

Wenn Sie unter Schlafstörungen leiden, empfiehlt es sich generell, ein Schlaftagebuch zu führen (Riemann 2004). Hier werden nicht nur am nächsten Morgen die Störungen in der Nacht erfasst, sondern auch vor dem Schlafengehen, was tagsüber so los war. Wenn Sie das einige Zeit getan haben, entsteht ein umfassenderes Bild, das die Diagnostik erleichtert und auch hilft, die für Sie geeigneten Behandlungen und Interventionen zu finden.

Nehmen Sie sich morgens und abends einige Minuten Zeit, um ein Morgen- und Abendprotokoll auszufüllen. Hierfür gibt es Vorlagen, die es Ihnen erleichtern, beispielsweise das Formular nach Müller & Paterok (2010). Unter: ↗ http://docplayer.org/docs-images/61/46386491/images/11-0.jpg können Sie diese Vorlagen im Internet einsehen.

Natürlich gibt es auch technische Möglichkeiten zur Schlafaufzeichnung, und es gibt Apps für Smartphones oder Smartwatches.

! Die **Vagus-Meditation** (Kapitel 11, Seite 169 sowie **Arbeitsblatt 7**, Seite 192 f.) eignet sich auch als Einschlaf-Übung.

8. Nicht wieder in die Gänge kommen: Untererregung

8.1 Was ist Untererregung, und wie zeigt sie sich?

Ein vermindertes Aktivitätsniveau, Taubheitsgefühle und den eigenen Körper als fremd empfinden: Das sind Erscheinungsformen von Untererregung. In der Übererregung sind Betroffene immer „unter Strom", kommen nicht zur Ruhe. In der Untererregung hingegen versacken sie leicht in Passivität. Wie kommt das?

Für traumatisierte Menschen können „normale" Situationen zum Trigger und somit als gefährlich oder unangenehm erlebt werden; teilweise als erneut „überwältigend", wie die traumatische Situation selbst. Sie geraten leicht aus dem inneren Gleichgewicht und wissen häufig nicht mehr intuitiv, ob das, was sie tun, richtig oder falsch ist. Das Leben richtet sich zunehmend darauf aus, nicht noch einmal in so eine ähnliche oder potenziell gefährliche Situation zu kommen. Das erfordert viel Denken und Planen, fördert eine Überwachsamkeit für Risiken und Gefahren und verbraucht am Ende den Großteil der vorhandenen Energie. Vermeidungsverhalten und Rückzug aus sozialen Zusammenhängen sind die Folge. „So etwas Schlimmes" soll nicht noch einmal passieren. Die Gefahr, im Grübeln und in Katastrophenfantasien stecken zu bleiben, ist groß. Doch gänzlich ohne Mut und Risikobereitschaft kann man keine Entscheidungen treffen und nicht handeln. Aber nur durch unser Handeln entwickeln wir uns weiter, nur wenn wir etwas tun, können wir anschließend auch stolz auf das Erreichte sein.

Bei vielen Betroffenen engt sich jedoch das ganze Leben auf „das Trauma" ein und auf Vermeidungsstrategien, die vor einer Wiederholung einer solchen Erfahrung schützen sollen. Viele vor dem Trauma entwickelte Fähigkeiten und verfügbare Ressourcen scheinen plötzlich nicht mehr zugänglich. Hier ist es ganz wichtig und hilfreich, diesen engen Rahmen zu hinterfragen und wieder zu erweitern. Nur so wird es möglich sein, sich mit seinen Stärken zu verbinden, anders zu handeln und zu fühlen und wieder in Bewegung zu kommen.

Wenn gesteigerte Aktivität und die damit einhergehende Übererregung (siehe Kapitel 6) nicht erfolgreich sind, schaltet das Gehirn auf das komplette Kontrastprogramm um. Hieß es vorher: „Mit voller Power nach draußen", so heißt es jetzt: „Alles zurück nach innen!" Das hat Auswirkungen auf die Aufmerksamkeit, Aufnahmefähigkeit, Wahrnehmung und das kreative Denken. All diese Prozesse sind in diesem

Zustand eingeschränkt. Das gilt auch für die Fähigkeit zu lernen und Lösungen zu finden.

Oft können Betroffene den eigenen Körper oder bestimmte Körperteile schlechter oder auch gar nicht mehr wahrnehmen. Sie erleben ihren Körper als taub oder fremd (Depersonalisation, siehe Kapitel 9). Dieses Nichtspüren ist eigentlich eine Schutzmaßnahme (siehe Neurozeption, Seite 23 f.), um in Extremsituationen die Handlungsfähigkeit zu erhalten. Wer z. B. bei einem Unfall verletzt wird, empfindet anfangs nicht das volle Ausmaß der Schmerzen und kann so sich selbst oder andere aus der Gefahrenzone bringen (peritraumatische Dissoziation, siehe Seite 22).

Als Folgen einer Traumatisierung kann es zu ständiger Taubheit und anhaltendem Entfremdungserleben kommen. Beides kann aber auch kurzzeitig einschießend auftreten, z. B. nach Triggern, die an das traumatische Erlebnis erinnern. Taubheit bzw. Entfremdung vom Körper wird meist als sehr quälend erlebt.

Die folgenden Übungen helfen dabei, wieder aus dem Tief herauszukommen und aktiver zu werden (8.2). In Abschnitt 8.3 geht es darum, Kraft und Stärke zu entwickeln und beides auch zu spüren. Die Übungen in Abschnitt 8.4 zielen auf die Empfindung von Taubheit und Entfremdung ab.

8.2 Übungen zur Hebung des Aktivitätsniveaus

Die Körperhaltung verändern

Wie wirkt die Übung?

Kennen Sie die Comicfigur Charlie Brown von den Peanuts? Charlie ist nicht gerade ein Optimist. Er kämpft ganz oft mit seinem (inneren) Drachen, und was er anpackt, geht schief. Das zeigt sich auch in seiner Körperhaltung. Und auch bei real lebenden Menschen gilt: Der Körper spiegelt Gedanken wider; eine bedrückte Stimmung zeigt sich äußerlich in der Körperhaltung. Menschen lassen den Kopf hängen und sinken in sich zusammen. Der Körper fühlt sich schwer an, der Gang ist eher schleppend, der Blick richtet sich auf einen Punkt vor den eigenen Füßen.

Das können Sie selbst ganz leicht überprüfen: Denken Sie an etwas Negatives oder Trauriges und schauen Sie dann, wie sich die Haltung Ihres Körpers verändert.

Wie funktioniert die Übung?

Wenn Sie merken, dass Sie in Grübel- oder Sorgenschleifen gefangen sind, können Sie sich bewusst entscheiden, eine andere Körperhaltung einzunehmen. Durch die äußere Haltung verändert sich auch Ihre innere Haltung, auch was Probleme oder Sorgen betrifft.

Richten Sie Ihre Wirbelsäule auf und heben Sie den Kopf. Ihr Blick geht zum Horizont. Weiten Sie Ihren Brustkorb, indem Sie die Schulter leicht nach hinten und nach unten ziehen, stellen Sie sich fest auf Ihre Füße. Spüren Sie nach, was sich verändert, wenn Sie in dieser Haltung über Ihr Problem nachdenken.

Vermutlich wird es nicht so leicht sein, in der neuen Haltung das Problem auf die alte Weise zu betrachten. Auch die alten Gefühle passen nicht mehr so ganz. Wenn Sie merken, dass Sie in Ihre „alte" Haltung zurücksacken, richten Sie sich wieder auf.

Eine ähnliche Wirkung hat es, aus dem Sitzen oder Liegen aufzustehen. Das aktiviert den Handlungsimpuls und verstärkt das Gefühl der Selbstermächtigung. Nein zu etwas zu sagen, was Sie nicht wollen, gelingt besser, wenn Sie aufstehen. Die Haltungsänderung setzt einen klaren Impuls, dass die Diskussion damit beendet ist. Und was bei anderen Menschen funktioniert, funktioniert auch bei Ihnen selbst. Wenn Sie innere Dialoge und Grübelschleifen beenden wollen, stehen Sie einfach mal auf.

Bewegung an der frischen Luft

Wie funktioniert es?

Wenn Sie das Gefühl haben, es wird Ihnen alles zu viel und Sie möchten sich am liebsten nur noch ins Bett verziehen, dann hilft es manchmal mehr, diesem Impuls nicht nachzugeben. Gehen Sie stattdessen raus, bewegen Sie sich und schnappen Sie frische Luft.

Sie können einen Spaziergang auch mit der 2-4-Atemtechnik verbinden (siehe Kapitel 6). Machen Sie zwei Schritte und atmen Sie dabei durch die Nase ein. Bei den nächsten vier Schritten atmen Sie durch den Mund wieder aus. Durch das Zählen der Durchgänge unterbrechen Sie Ihre Denkschleifen.

Wechselduschen

Wie wirkt es?

Bei Untererregung geht es auch darum, den Kreislauf wieder in Schwung zu bringen. Dafür kann es hilfreich sein, die morgendliche Dusche mit einem kalten Abduschen zu beenden. Dies wirkt belebend.

Wie funktioniert es?

Es gibt verschiedene Möglichkeiten für warm-kalte Wechselduschen. Hier ein Vorschlag: Beginnen Sie bei den Beinen. Mit dem Einatmen fahren Sie mit dem kalt eingestellten Duschkopf an der Innenseite des rechten Beins (der weiter vom Herz entfernten Seite) hoch, mit dem Ausatmen fahren Sie an der Außenseite hinunter. Wiederholen Sie dies dreimal und wechseln Sie dann zum linken Bein. Genauso machen Sie es bei den Armen: erst der rechte Arm, dann der linke. Duschen Sie dann das Gesicht kalt ab. Wenn Ihr Kreislauf stabil, der Blutdruck normal ist und Sie mutig sind, können Sie auch Bauch und Brust sowie den Rücken kalt abduschen.

Weitere Möglichkeiten

Sebastian Kneipp, der Erfinder der Hydrotherapie, empfiehlt auch kalte Güsse oder Fußbäder. In den echten Kneipp-Becken stakst man wie ein Storch im Salat durch kaltes Wasser.

Wenn Sie lieber Wechselfußbäder mögen, dann wechseln Sie zwischen warmem und kaltem Wasser hin und her. Wenn Sie wach bleiben und sich aktivieren wollen, sollten Sie immer mit kaltem Wasser enden.

Und zu guter Letzt: Kaltes Wasser im Nacken aktiviert ebenfalls den Kreislauf.

8.3 Über den Körper Kraft, Stärke und Sicherheit spüren und entwickeln

Über den Körper sind wir in der Gegenwart verankert. Wie ein Seismograf kann er uns im besten Fall Feedback zur aktuellen Befindlichkeit geben. Dafür ist es wichtig, den Körper zu „eichen", d.h. ein gutes Körpergefühl dafür zu entwickeln, wie sich (gute) Gegenwart, Sicherheit und Wohlbefinden anfühlen. Dann können wir auch leichter einschätzen, woher potenzielle Gefahrensignale kommen: Kommen sie aus der Vergangenheit (wie bei Trauma-Triggern), aus der Zukunft (wie bei Angstvorstellung und Katastrophengedanken) oder aber aus der Gegenwart? Dann gilt es eventuell zu handeln.

Abklopfen

Wie wirkt es?

In der Traditionellen Chinesischen Medizin wird der Körper abgeklopft, um Blockaden zu lösen, Energie zum Fließen zu bringen, die Körpergrenzen bewusster wahrzunehmen und die Durchblutung zu fördern. Die folgende Übung hilft, den Körper zu „wecken" und zu lockern.

Anleitung

Stellen Sie sich aufrecht hin, die Füße schulterbreit auseinander. Beklopfen Sie mit den Fingerkuppen locker das Gesicht, den Kopf und den Nacken.

Dann klopfen Sie mit der rechten Handfläche weiter, wobei Sie die Hand leicht nach hinten wölben, um die Fläche, die auf den Körper trifft, zu verringern. Klopfen Sie mit der rechten Hand von der Schulter die leicht abgespreizte Innenseite des linken Arms entlang bis zur Hand hinunter und über den Handrücken zur Außenseite des Arms gehend bis zurück nach oben zur Schulter. Wiederholen Sie dies zwei- bis dreimal und wechseln Sie dann die Seite. Klopfen Sie also mit der linken Hand den rechten Arm ab.

Dann wird mit den Fingerkuppen die Brust abgeklopft, besonders über dem Brustbein, dann der Bauch und der untere Rücken.

Und dann beklopfen Sie mit den wieder leicht gekrümmten Handflächen den Po und gehen von dort gleichzeitig an den Außenseiten beider Beine nach unten zu den Füßen. Klopfen Sie dann an den Innenseiten der Beine entlang wieder nach oben. Auch dies wird zwei- bis dreimal wiederholt. Zum Abschluss können Sie die Nierenregion sanft ausstreichen.

Variante: Akkupressurpunkte beklopfen

Roger Callahan hat für den Traumabereich die Thought Field Therapy (TFT) entwickelt, und von Gary Craig gibt es eine vereinfachende Weiterentwicklung, die Emotional Freedom Technique (EFT). Beides sind spezielle Klopftechniken, die häufig auch zur Selbsthilfe empfohlen und in Workshops vermittelt werden. Um körperliche Anspannung zu reduzieren, werden bestimmte Akkupressurpunkte beklopft.

Man kann beide Techniken in Workshops erlernen, es gibt aber auch Anleitungen und Informationen im Internet. Ein Anleitungsbuch hat u. a. Michael Bohne (2016) verfasst.

Die Techniken sind einfach einsetzbar und sehr effektiv.

Nach Rudolf Kaufmann (persönliche Kommunikation im Rahmen von Workshops in Lüneburg 2015 und Berlin 2018)

- wird zunächst der Belastungsgrad der aktuellen Beschwerden (von 0–10) bestimmt, wobei auf eine körperliche Belastung fokussiert wird.
- Man klopft als Einstimmung mit den Fingern der einen Hand die andere Handkante und sagt dabei dreimal laut: „Auch wenn ich (Beschwerden / Symptom) habe, liebe und akzeptiere ich mich genau so, wie ich jetzt bin."
- Dann erfolgt der Fokuswechsel auf die Belastung. Mittel- und Zeigefinger klopfen nacheinander leicht auf neun Akkupressurpunkte. Jeder einzelne Punkt wird etwa drei- bis siebenmal beklopft. Während des gesamten Klopfens wird das Symptom („meine Angst", „meine Kopfschmerzen" etc.) laut ausgesprochen, um den Kontakt zur Symptomatik aufrechtzuerhalten.
- Die folgenden neun Punkte werden in dieser Reihenfolge beklopft:
    1. Das Ende der Augenbrauen an der Nasenseite (innerer Rand),
    2. Außenkante neben dem Auge auf dem Knochen,
    3. auf dem Jochbein in der Mitte unter dem Auge,
    4. unter der Nase,
    5. unter dem Mund in der Kinnkuhle,
    6. unter dem Schlüsselbein, und zwar in der Kuhle im oberen Brustbereich, in der Schlüsselbein und Brustbein aufeinandertreffen,
    7. unter der Achsel (auf der Höhe, wo bei Frauen der BH sitzt),
    8. die Außenkante der Hand (an der Seite des kleinen Fingers) sowie
    9. nur ganz kurz und ganz leicht der Punkt oben auf der Kopfmitte.

Nach einem Klopfdurchgang erfolgt eine erneute Beurteilung des Belastungsgrads. Es wird so lange weiter geklopft, bis sich eine gute Reduzierung der Belastung feststellen lässt.

Im Körper Stärke und Wohlbefinden spüren

Wie wirkt die Übung?

Meistens fokussieren wir im Körper auf neue Wahrnehmungen, besonders wenn sie unangenehm sind oder plötzlich und unerwartet eintreten. Dies kann ein Schreckerleben sein, begleitet von Herzrasen. Auch eine Überraschung ist denkbar oder Schmerz. Spüren wir beispielsweise Schmerzen, können wir sie gar nicht mehr „wegdenken". Vielmehr kontrollieren wir gedanklich immer wieder, ob sie noch da oder schlimmer geworden sind. Wenn sie dann weg sind, „vergessen" wir sie im Prinzip wieder.

Doch bei Schmerzen lohnt es sich, den Fokus wieder zu erweitern und auch andere Körperteile bewusst zu spüren und wahrzunehmen. Welcher Körperteil fühlt sich aktuell am angenehmsten an? Welcher neutral? Eine Selbstexploration kann helfen herauszufinden, was genau es ausmacht, dass sich dieser Körperteil angenehm oder neutral anfühlt. Ist es Leichtigkeit, Wärme, Kühle, Weite usw.?

Anleitung

Wenn Sie sich mit der Stärke Ihres Körpers verbinden wollen, suchen Sie eine Körperstelle, in der Sie sich als stark und kraftvoll wahrnehmen. Welcher Bereich fühlt sich gerade stark und kräftig an? Wenn es keinen gibt, nehmen Sie den Bereich, der sich am besten anfühlt.

Nehmen Sie diesen „starken" Bereich mit allen Sinnen wahr und beschreiben Sie ihn sich innerlich:

- Was macht es aus, dass sich dieser Teil des Körpers so stark fühlt?
- Hat er eine Form?
- Hat er eine Farbe?
- Versuchen Sie, ein inneres Bild oder ein Symbol dieses Bereichs in sich entstehen zulassen.
- Atmen Sie in diesen Bereich tief ein und beobachten Sie mit dem Ausatmen, wie sich das Gefühl in diesem Bereich ausbreitet und sich das Erleben der Kraft verstärkt. Wiederholen Sie dies mehrfach.
- Beobachten Sie, ob und wie sich Ihr Denken verändert, wenn Sie auf diesen kraftvollen Bereich fokussieren.
- Wie können Sie diese Kraft bzw. Stärke Ihres Körpers im Alltag nutzen?
- In welchen Situationen kann es hilfreich sein, sich vor dem Handeln mit Ihrer Kraft zu verbinden?
- Wo können Sie achtsamer mit Ihrer Kraft umgehen, wo wird sie verschwendet oder wo verpufft sie?

Wenn Sie jetzt die Übung beenden wollen, dann seien Sie sich bewusst, dass Sie jederzeit wieder in Verbindung mit der Kraft (bzw. Stärke, Wehrhaftigkeit, Handlungsfähigkeit usw.) Ihres Körpers treten können. Bedanken Sie sich bei Ihrem Körper für seine Fähigkeiten. Versprechen Sie ihm, dass Sie achtsamer mit ihm umgehen und seine Fähigkeiten nutzen wollen. Strecken und dehnen Sie sich noch einmal und kommen Sie mit Ihrer ganzen Aufmerksamkeit wieder zurück in den Raum, in dem Sie sich befinden.

Ha!

Wie wirkt die Übung?

Ein lautes „Ha!“ zu artikulieren ist eine schöne stärkende Übung aus dem Zapchen Somatics (Henderson 2014). Der Laut „Ha!“ wirkt abgrenzend, etwa wie in: „Ha, da lach ich doch drüber!“

Die Kraft des „Ha!“ entsteht im Zwerchfell und läuft dann durch die Kehle aus dem geöffneten Mund heraus. Man gibt also etwas geballt nach außen. Mit leicht nach vorne gestrecktem Kopf lässt sich der Laut einfacher formen. Dabei bewegen sich automatisch auch die Schultern mit, und es kommt zu einer leichten Vorwärtsbewegung.

Wie funktioniert die Übung?

Ziehen Sie Ihr Zwerchfell mit dem Ausatmen nach innen zu sich und stoßen Sie dabei die Luft mit den „Ha!“-Lauten schwallartig aus.

Beginnen Sie mit einem „Ha!“ pro Atemzug. Die Intensität des Lauts können Sie nach Belieben variieren, leicht oder kräftig. Sie können dann probieren, pro Atemzug mehrere „Ha!“-Laute auszustoßen, und diesem Effekt nachspüren.

Das „Ha!“ hat etwas Trotziges (Ha! = gar nicht). Alleine das laute Aussprechen aktiviert im Zwerchfell und im Kehlkopf eine wehrhafte Energie. Diese können Sie unterstützen, indem Sie in einem zweiten Schritt eine Körperbewegung dazunehmen. Bei jedem „Ha!“ könnten Sie z. B. die Fäuste ballen und die angewinkelten Ellbogen leicht nach hinten ziehen. Oder Sie können ausprobieren, wie es sich anfühlt, dabei die Fäuste in die Hüfte zu stemmen.

Wiederholen Sie die Übung drei- bis fünfmal oder so oft es Ihnen Spaß macht und zu einem Erleben innerer Kraft führt.

In einem weiteren Schritt können Sie überlegen, wo und wie Sie im Alltag diese Stärkung einsetzen wollen. Um sich selbst zu ermutigen? Oder als An-„Ha!“en gegen die Angst? Als „innerer Hausputz“, Wachrütteln oder „Kopf hoch“?

Auf die Ferse fallen lassen

Wie funktioniert die Übung?

Diese Übung ist leicht durchführbar, relativ unauffällig und trotzdem erstaunlich wirksam.

Im Stehen drückt man sich auf beide Zehenspitzen hoch und lässt sich dann wieder mit gestreckten Beinen auf den Boden „zurückplumpsen". Durch den Aufprall der Fersen und die leichte Erschütterung wird das ganze Skelett spürbar. Man spürt die Festigkeit der Knochen, den Widerstand des Körpers und wie die Knochen miteinander verbunden sind, bis nach oben zum Kopf. Dafür dürfen Sie aber beim Aufprall bitte nicht in sich zusammensinken, sondern sollten aufrecht stehen bleiben.

Um den Bodenkontakt zu behalten, können Sie im Anschluss einen Gegenstand, z. B. eine Murmel oder eine Kastanie, unter die Ferse legen und die Ferse leicht darauf bewegen. Es sollte nicht schmerzhaft sein.

Falls Sie den Eindruck haben, dass Ihre Energie insgesamt sehr stark „abgesackt" ist, können Sie zur Aktivierung das Auf-die-Ferse-fallen-Lassen mit Stampfen kombinieren.

Achtung: Diese Übung sollten Sie nicht durchführen, wenn Sie mit entzündlichen Prozessen in den Gelenken zu tun haben. Dann könnte der Aufprall stärkere Schmerzen verursachen.

Grenzen setzen

Was bewirken Grenzen?

Die eigene Kraft spüren wir auch in Abgrenzung zu anderen Menschen. Für viele Menschen ist das Setzen von Grenzen in vielerlei Hinsicht aber eine Herausforderung. Jeder Mensch hat jedoch das Recht, in jeder Situation seine eigene Grenze zu bestimmen. Wem das schwerfällt, der sollte es zunächst „im Kleinen" üben.

Neben den Übungen „Ha!" (s. o.) und „Pe!" (siehe Kapitel 6), die beide Abgrenzung trainieren, geht es darum zu lernen, wehrhaft, stark und selbstbestimmt zu sein und zu bleiben. Hierzu eignen sich Rollenspiele zum „Stopp-Sagen", die ursprünglich aus der Verhaltenstherapie kommen.

Manchen Menschen fällt es sehr schwer, sich auf solche Übungen einzulassen. In der Psychotherapie werden sie genutzt, um in einem sicheren Rahmen Probehandlungen durchzuführen und die eigenen Reaktionsweisen zu erforschen. Das Ziel ist, die inneren Hindernisse aus dem Weg zu räumen, die einem alternativen Verhalten (anders als bisher üblich) im Weg stehen. Das Erleben innerer Freiräume soll unterstützt werden.

Wie funktioniert die Übung?

Vorübung: Lassen Sie eine Person sich Ihnen von Weitem langsam nähern. Nehmen Sie wahr, wann die Person Ihren Energiekreis betritt oder wann genau sie Ihnen zu nahe kommt. Dies ist spätestens der Moment zum „Stopp"-Sagen, woraufhin die andere Person sofort stehen bleiben muss.

Der Bereich des Zu-nahe-Kommens entspricht häufig der Entfernung einer Armlänge, er kann aber auch weiter weg liegen. Ihr Bereich wird rund um Sie herum mit einem Seil markiert und darf nicht betreten oder verschoben werden. Nehmen Sie wahr, wie es sich anfühlt, in einem Bereich mit klar definierter Grenze zu stehen.

Lassen Sie dann wieder eine andere Person auf sich zukommen und sagen Sie weit vor Ihrer Grenze laut „Stopp!". Beobachten Sie, was dies in Ihnen auslöst.

8.4 Übungen im Umgang mit Taubheit und zur Intensivierung der körperlichen Wahrnehmung

Taubheit und Entfremdungserleben versuchen Betroffene manchmal durch selbst ausgelöste Schmerzreize zu unterbrechen. Dies kann durch Selbstverletzungen geschehen, z. B. Ritzen der Haut, Nägelkauen, mit dem Kopf an die Wand schlagen oder Verbrennungen u. Ä. Diese Strategien unterbrechen zwar die unangenehmen inneren Zustände kurzfristig, aber nicht auf Dauer. Außerdem schädigen sie den Körper.

Wichtiger Hinweis: Das Erleben von Taubheit und Entfremdung sowie chronische Schmerzen ohne körperliche Ursache (siehe Kapitel 5, Seite 59 ff.) lassen sich meist nicht alleine bewältigen. Hier ist eine gezielte psychotherapeutische Unterstützung vonnöten. Die TherapeutIn sollte über Wissen um psychische und körperliche Folgen von Traumatisierungen verfügen sowie um Dissoziation.

Wir stellen Ihnen in diesem Buch alternative Handlungen zur Selbstverletzung vor. Sie helfen, die unangenehmen Zustände ohne schädigende Nebenwirkungen für den Körper zu unterbrechen, sie wirken aber nicht so schnell wie eine Selbstverletzung. Im Rahmen einer Therapie werden diese Strategien in der Stabilisierungsphase vermittelt und unterstützen das Erleben von Selbstwirksamkeit: Es ist möglich, (auf andere Weise) Einfluss auf das unangenehme Erleben zu nehmen.

Diese Strategien wirken, ihre Wirkung ist jedoch begrenzt. Wir wollen Ihnen also keine Besserung versprechen, die nicht erreicht werden kann. Auf Dauer werden die Taubheits- und Entfremdungszustände erst verschwinden, wenn auch die auslösenden Erlebnisse in einer Therapie bearbeitet werden konnten. Und jetzt kommen die Strategien:

Gummiband, Igelball, Salbe & Co.

Wie funktioniert es?

Alternativ zum Ritzen kann ein kurzer Schmerzreiz durch ein **Gummiband** ausgelöst werden, das man um das Handgelenk trägt. Wenn Sie das Gummiband dehnen und dann zurückschnellen lassen, tut es kurz weh, wenn es auf die Haut auftrifft. Der Vorteil des Gummibands ist, dass Sie es immer dabeihaben und es unauffällig wie ein Accessoire tragen können.

Wenn das Ritzen erst hilft, wenn tatsächlich Blut fließt, können Sie versuchen, durch das Auftragen roter Farbe, z. B. Ketchup, neben dem Schmerzreiz auch den Eindruck von Blut zu erwecken.

Den ganzen Körper bzw. die tauben Stellen können Sie mit einem **Igelball** abrollen. Auch das setzt kleine Schmerzreize, die helfen können, den Körper wieder mehr in die Gegenwart zu orientieren.

Auch durch Kälte kann ein Schmerzreiz ausgelöst werden. Dafür können Sie **Eiswürfel** verwenden, was allerdings den Nachteil hat, dass nicht immer und überall ein Gefrierschrank in der Nähe ist. Es ist auch möglich, die Hand in Eiswasser zu stecken, um einen starken Reiz zu erleben.

Neben Kältereizen können Sie auch Wärmereize einsetzen. Wegen der Verbrennungsgefahr sollten hierzu jedoch keine heißen Gegenstände oder Flammen benutzt werden. Eine Alternative sind **Salben** (z. B. Rheumasalben), die die Durchblutung anregen. Je näher diese an Schleimhäute herankommen, umso mehr lösen sie ein brennendes Gefühl aus. Auch **Pfefferminzöl** ist hier möglich.

Bei Entfremdungsempfinden oder einem unangenehmen Geschmack im Mund können starke Geschmacksreize den Zustand unterbrechen. Hierfür eignen sich **Chilischoten**, Chilipfeffer oder scharfer Paprika. Aber auch saure Reize können hilfreich sein, also Zitronensaft oder ein sehr saurer **Kaugummi**, z. B. Center Shock.

Schon in früheren Zeiten wurde **Ammoniak** (siehe Kapitel 5, S. 67) als Riechsalz bei Ohnmachten eingesetzt. **Starke Gerüche** können also helfen, wieder in die Gegenwart zu orientieren. Allerdings spielen Gerüche wie Schweiß, Alkohol oder Rauch u. Ä. in vielen traumatischen Situationen eine Rolle und können als Trigger wirken. Unser Geruchszentrum liegt im Gehirn nahe an der gefühlsregulierenden Amygdala. Deshalb sind praktisch alle Gerüche auch emotional besetzt. Wir können sie nutzen, um Geruchsintrusionen zu durchbrechen, aber auch um unangenehme Gefühle zu beenden, die durch Gerüche ausgelöst wurden, die real da sind (z. B. Schweiß- oder Alkoholgeruch in öffentlichen Verkehrsmitteln).

Es gibt viele **Duftöle**, die in der **Aromatherapie** eingesetzt werden. Diese kleinen Fläschchen kann man in vielen Drogerien, Reformhäusern und anderen Geschäften kaufen, und man kann sie mit sich tragen und bei Bedarf zur Stabilisierung einsetzen. Meistens wird beschrieben, wie die Düfte wirken, eher beruhigend, aktivierend oder auch konzentrationsfördernd. Das Wichtigste für Sie ist, dass Sie sie selbst als angenehm empfinden.

Tragen Sie den Duft am Handgelenk auf oder seitlich am Hals, wo die Halsschlagadern sind. Durch die Durchblutung wird das Duftöl erwärmt und damit intensiviert. Alternativ können Sie sich das Fläschchen so lange unter die Nase halten, bis das Gehirn umgeschaltet hat und sich mit dem neuen Duft auch das angenehme dazugehörige Gefühl einstellt.

Die alternativen Gerüche helfen, den unangenehmen Zustand zu unterbrechen, verhindern aber nicht, dass Sie weiter triggerbar bleiben. Auch dies löst sich letztlich erst mit einer Aufarbeitung. Bis dahin können Sie aber den guten Geruch immer mit sich führen.

9. Das ist alles gar nicht wahr: Dissoziation

9.1 Was ist Dissoziation?

Zu Beginn unseres Lebens ist unser Bewusstsein keineswegs ein einheitliches System. Es gibt Reflexe, wie z. B. den Saugreflex zur Nahrungsaufnahme, den Greifreflex usw., sowie eher isolierte Körperzustände wie Neugier / Suchen, Furcht, Wut, Erwartung und Panik. Panksepp (1998) nennt sie biologisch angelegte Aktionssysteme. Im weiteren Verlauf der Entwicklung verschmelzen diese Aktionssysteme miteinander, und es entsteht das, was wir als „Persönlichkeit" verstehen. Die meisten Menschen nehmen sich deshalb als kohärente und einheitliche Person wahr.

Traumatische Erfahrungen in der Kindheit können verhindern, dass sich die verschiedenen Aktionssysteme in eine einheitliche Persönlichkeit integrieren. Unverbunden bleiben sie nebeneinander in unterschiedlichen neuronalen Netzwerken bestehen, und es können sich unterschiedliche Persönlichkeitsanteile mit verschiedenen Funktionen entwickeln. Laut der Theorie der strukturellen Dissoziation der Persönlichkeit (Van der Hart et al. 2008) verhindern schwere frühe Traumata die Integration der inneren Strukturen. So kann es einen Persönlichkeitsteil geben, der den Alltag „managt", und einen anderen, der die traumatischen Erinnerungen beinhaltet. Den für den Alltag zuständigen Anteil bezeichnen Van der Hart et al. als „anscheinend normale Persönlichkeit" (ANP). Ohne Bezug zum traumatischen Erleben handelt er „normal" weiter. Der „emotionale Persönlichkeitsanteil" (EP) trägt die Erinnerung an das traumatische Erleben und bleibt in seinem Handeln darauf fixiert.

Chronische (und teilweise systematische) Traumatisierungen vor dem sechsten Lebensjahr können deshalb zu schweren dissoziativen Störungen bis hin zu einer multiplen Persönlichkeit (Dissoziative Identitätsstörung) führen.

9.1.1 *Die Theorie der strukturellen Dissoziation der Persönlichkeit*

Es kann u. U. mehr als ein ANP entstehen und auch mehr als ein EP, deshalb unterscheiden Van der Hart et al. (2008) zwischen drei strukturellen Ebenen der Dissoziation.

Primäre strukturelle Dissoziation: Es gibt einen ANP und einen EP. Dies ist üblicherweise bei der Entwicklung einer Posttraumatischen Belastungsstörung nach einer einmaligen Traumatisierung im Erwachsenenalter der Fall.

Sekundäre strukturelle Dissoziation: Diese kann sich entwickeln, wenn meist nach dem sechsten oder siebten Lebensjahr schwerwiegende, mehrfache oder sich häufende (kumulative) Traumatisierungen stattfinden. Dann kann sich die Alltagspersönlichkeit (ANP) als Einheit entwickeln, es gibt aber mehrere oder sogar viele emotionale Persönlichkeitsanteile (EPs). Hier spricht man von einer komplexen Traumafolgesymptomatik bzw. von einer komplexen Posttraumatischen Belastungsstörung. Auch die traumabasierte Borderline-Störung fällt in diese sekundäre Ebene.

Tertiäre strukturelle Dissoziation: Hier gibt es mehrere Alltagsanteile (ANP) und mehrere emotionale Persönlichkeitsanteile (EP), wie es typisch für eine schwere dissoziative Störung ist. In der Therapie muss der Behandlungsplan auf die Arbeit mit Persönlichkeitsanteilen fokussieren, um Fortschritte zu erreichen.

Im Rahmen der strukturellen Dissoziation der Persönlichkeit gelten auch Intrusionen und Flashbacks als dissoziative Symptome.

Die Übungen in diesem Buch sowie das geschilderte Vorgehen eignen sich für Menschen mit primärer oder sekundärer struktureller Dissoziation. Menschen mit dissoziativer Identitätsstörung und TherapeutInnen, die diese behandeln, verweisen wir auf die Bücher von Michaela Huber oder Kathy Steele & Suzette Boon (siehe Literaturliste).

9.1.2 *Die verschiedenen Symptome der Dissoziation*

Dissoziative Symptome werden häufig übersehen, da sie „leiser" sind, und sie gelten deshalb oftmals als „versteckte" Symptomatik. Das Bewusstsein zieht sich nach innen, in die Person zurück. Von außen ist das nicht immer wahrnehmbar, und deshalb werden diese Symptome immer noch eher selten diagnostiziert. Um dies zu ändern, wurde im Diagnostikmanual DSM-5 ein „dissoziativer Subtypus der Posttraumatischen Belastungsstörung (PTBS)" definiert. Dieser beschreibt Symptome der Depersonalisation und Derealisation. Bei Depersonalisation wird die eigene Person als unwirklich, bei Derealisation die Umgebung als verändert wahrgenommen.

Peritraumatische Dissoziation: Dieser Begriff wird verwendet, wenn es bereits in dem traumatischen Moment selbst zu Veränderungen in den Sinneswahrnehmungen kommt. So kann ein Geschehen beispielsweise wie in Zeitlupe ablaufen bzw. wie im Zeitraffer. Auch kann der Blick auf einen einzigen Punkt fixiert sein, wodurch keine weiteren Details erinnert werden (Tunnelblick). Oder es werden ganz viele, völlig nebensächliche Details erinnert. Ebenso kann das Hören beeinträchtigt oder verschärft sein.

Diese Phänomene treten recht häufig auf und sind kein eindeutiges Zeichen dafür, dass die Betroffenen anschließend das Ereignis nicht verarbeiten können und eine psychische Folgestörung entwickeln (siehe auch Kapitel 2).

Depersonalisation: Hierunter fassen wir alle Erfahrungen zusammen, bei denen sich die Person von den eigenen geistigen Prozessen oder dem eigenen Körper losgelöst fühlt. Eine Wahrnehmung gilt als depersonalisiert, wenn die eigene Person als unwirklich bzw. verfremdet erlebt wird, weil die Betrachtung von außen erfolgt. Es kann auch sein, dass die Gliedmaßen beim Betrachten plötzlich nicht mehr die richtigen Proportionen haben (zu groß, zu klein oder verzerrt sind), der eigene Körper sich fremd anfühlt oder die Verbindung zu den eigenen Gefühlen gekappt ist.

Nach Angaben des DSM-IV (Diagnostisches und Statistisches Manual Psychischer Störungen, 1996) entwickeln ca. 50 Prozent aller Menschen nach einer schweren Belastung eine einzelne kurze Episode einer Depersonalisation. Dies führt nicht zwangsläufig zu einer längerfristigen Störung.

In einer **Derealisation** wird die Umwelt als verfremdet erlebt, z. B. wie durch einen Nebel oder Schleier. Oder es stimmen die Entfernungen nicht mehr, eine vertraute Umgebung fühlt sich plötzlich fremd an, oder das Geschehen wird als unwirklich wahrgenommen, wie in einem Film.

Unter einer dissoziativen **Amnesie** versteht das DSM-IV eine nicht durch äußere Einwirkungen verursachte „Gedächtnislücke" bzw. einen Erinnerungsverlust für das zumeist traumatische Ereignis. Eine dissoziative Amnesie kann unterschiedlich verlaufen: Sie kann chronisch werden oder auch ganz spontan beendet sein. Sie kann Minuten andauern, aber auch mehrere Jahre. Betroffene können komplett die Erinnerung an eine Erfahrung verlieren (Vollamnesie) oder einzelne Teile und Aspekte (Teilamnesie bzw. lokalisierte oder selektive Amnesie) (Overkamp 2005).

Es gibt Faktoren, die eine Amnesie begünstigen. Je früher im Leben eine Erfahrung gemacht wurde, je schwerwiegender sie war (Gewalt / Drohungen, familiäre Nähe zum Täter) und je weniger Unterstützung die Betroffenen in der Folge erhalten (Williams 1994, Nijenhuis et al. 2001), umso wahrscheinlicher ist eine Amnesie.

Die Prävalenz für das Auftreten einer Amnesie (nach dokumentiertem Trauma) schwankt zwischen 19 Prozent in der Allgemeinbevölkerung (Elliott 1997) und bis zu 59 Prozent in klinischen Populationen. Das zumindest vorübergehende „Vergessen“ einer belastenden Erfahrung ist also anscheinend eine häufige Reaktion, und die Qualität der Erinnerung scheint durch die Amnesie nicht beeinträchtigt zu werden (Williams 1995). In der Untersuchung von Williams (1995) zeigte sich kein Unterschied in der Genauigkeit der Erinnerung (gemessen anhand der berichteten Erinnerungsverzerrungen an einen offiziell in den Krankenakten dokumentierten Missbrauch in der Kindheit) zwischen Frauen mit einer vorübergehenden Amnesie im Vergleich zu Frauen mit einer durchgängigen Erinnerung.

Somatisierung und Konversionssymptome: Diese Begriffe beschreiben körperliche Beschwerden, für die es in der Gegenwart keinen körperlichen Auslöser oder organischen Befund gibt. Psychische Beschwerden werden nicht als solche wahrgenommen und manifestieren sich im Körper.

Nach Sack & Matthess (2013) hinterlassen traumatische Erlebnisse ihre Spuren im sogenannten Körpergedächtnis (in den zerebralen Repräsentanzen des Körpers). Das Trauma wird weniger in Worten erinnert, sondern vor allem in Form von Körperwahrnehmungen (somatosensorisch). Durch Ähnlichkeiten zur ursprünglichen Situation können sie ausgelöst und als intrusive Symptome wiedererlebt werden.

Es gibt auch körperliche Beschwerden, die weder eine organische noch eine traumabedingte Ursache haben. Sie sind körperlicher Ausdruck eines psychischen Konflikts. Diese werden als Konversionssymptome bezeichnet.

9.1.3 Das BASK-Modell der Dissoziation

Nicht nur die Wahrnehmung der Person oder der Umgebung können dissoziiert sein. Nach dem BASK-Modell nach Braun (1988) können genauso gut Verhaltensweisen (**B**ehavior), Gefühle (**A**ffect), weitere sensorische Wahrnehmungen (**S**ensation) und Wissen / Kognitionen / Gedanken (**K**nowledge) nicht vollständig ins Bewusstsein integriert sein.

Es gib unterschiedliche Kombinationen dieser nicht integrierten (Teile der) Erfahrungen. Die jeweiligen Symptome können sowohl als Übererregungs- als auch als Untererregungssymptomatik auftreten:

- So ist es z. B. denkbar, dass Gefühle oder Körperempfindungen wieder erlebt werden, ohne dass ein Bezug zu Erinnerungen (Knowledge) klar wird. Dies würde dann als Amnesie bzw. Flashback bezeichnet.

- Oder das Wissen um das Ereignis kann da sein bzw. hochkommen, ohne dass die damit verbundenen Gefühle oder Körperempfindungen ins Bewusstsein kommen (Taubheit / Abreaktion bzw. Gefühllosigkeit / Körpererinnerung).
- Oder aber es läuft ein „automatisches" Verhalten ab, ohne bewusste Steuerung oder bewusster Verbindung zur traumatischen Erinnerung, wie z. B. Erstarrung, Konversionssymptome oder Fluchtverhalten. (Siehe Tabelle 1).

Vermeidungssymptome (Untererregungssymptomatik)	BASK	Intrusionssymptome (Übererregungssymptomatik)
Erstarrung (Paralyse / Katalepsie)	**B**ehavior	geprägte Verhaltensweisen
Taubheit	**A**ffect	Abreaktion (heftige Gefühle / Wutanfall)
Gefühllosigkeit	**S**ensation	Körpererinnerung
Amnesie	**K**nowledge	Flashback

Tabelle 1: Die Zuordnung von Vermeidungs- und Intrusionssymptomen im BASK-Modell nach Braun (1988)

9.2 Mit dissoziativen Symptomen umgehen

Verlangsamung und vermehrte Aufmerksamkeit auf das Hier und Jetzt: Das sind die wichtigsten Faktoren, um eine Dissoziation zu unterbrechen. Dissoziationen laufen unbewusst und schnell ab, denn als Notfallreaktion sollen sie für eine unmittelbare Zustandsveränderung (in der Wahrnehmung) sorgen. Indem wir durch unterschiedliche Übungen sowohl Ängste als auch Intrusionen ausbremsen, erreichen wir eine Verlangsamung. Körper und Geist / Bewusstsein (oder eben ANP + EP zusammen) müssen realisieren, dass das jetzt Wahrgenommene in der Vergangenheit stattgefunden hat bzw. jetzt nicht real ist. So kann es in seiner Bedeutung erfasst, verarbeitet und damit auch innerlich geordnet(er) abgespeichert werden.

Es gibt verschiedene Möglichkeiten, einen Dissoziationsstopp zu bewirken, z. B. die Gegenwartsorientierung stärken und Distanzierungstechniken einüben, die den präfrontalen Kortex aktivieren. Das Gegenteil von Dissoziation ist Achtsamkeit. Deshalb sind auch Achtsamkeitsübungen sehr hilfreich.

9.2.1 Distanzierungstechniken

Eine eher beobachtende Position von außen (Metaebene) einzunehmen, nicht sofort direkt in eine Erfahrung hineingezogen zu werden bzw. wieder mehr Abstand zu Belastungen herzustellen: Hierbei helfen Distanzierungstechniken. Zwar kann es anfangs befremdlich wirken und schwierig sein, diese Beobachterposition eine Zeit lang zu halten. Aber dieses Vorgehen unterstützt auch die Selbstwahrnehmung (Introspektionsfähigkeit), und diese ist notwendig, um eigene Reaktionsweisen besser kennenzulernen. Dann kann man sie gezielt beeinflussen oder verändern und abschließend bewerten. War das ein Schritt in die richtige Richtung?

Ohne einen Wechsel in die Beobachterposition verlieren wir in Belastungen schnell die Orientierung. Anders ausgedrückt: Wer im Meer der Emotionen um sein Überleben kämpft, dem kann ein Kompass oder eine Vogelperspektive hilfreich sein.

Im **therapeutischen Setting** überprüfen wir den Erfolg einer Distanzierungsübung, indem wir fragen, mit wie viel Prozent ihrer Aufmerksamkeit die Betroffenen wieder in der gegenwärtigen Situation angekommen sind. Bei weniger als 80 Prozent wird auf jeden Fall weiter distanziert, eventuell mit einer anderen Übung.

Barometer-Technik nach Lydia Hantke (2012)

Die Barometer-Technik ist eine Distanzierungsmöglichkeit, um die Intensität verschiedener Befindlichkeiten einzuschätzen. Es wird ein Maßstab eingeführt, der bei der Orientierung hilft. Das Barometer kann verschieden „geeicht“ werden:

(1) Die Gesamtskala von 0–10 wird wie eine **Ampel** in drei Bereiche unterteilt:

- 0–3: „grüner“ Bereich, in dem Affektregulation noch möglich ist
- 4–7: „gelb“, in diesem Bereich ist Affektregulation grenzwertig
- 8–10: „roter“ Bereich, in dem es nur noch zu Notfallreaktionen kommt

In der therapeutischen Arbeit versuchen wir, möglichst im grünen Bereich zu bleiben, denn dort stehen Ressourcen und Integrationskapazitäten zur Verfügung. Bei „gelb“ ist es sinnvoll, explizite Übungen zur Affektregulation und Entspannung durchzuführen. Würde man hier einfach weitermachen, nach dem Motto „Augen zu und durch“, wäre das kontraproduktiv. Heftige Gefühle könnten über den Toleranzbereich hinausgehen, und in diesem Bereich ist die Lernfähigkeit eingeschränkt.

(2) Das Barometer kann auch eine **Plus-Minus-Skala** haben, die von –10 über 0 zu +10 reicht.

- –10: extrem unangenehm
- 0: neutral
- +10: angenehm

(3) Die Barometer-Skala muss nicht aus Zahlen bestehen, sondern kann auch mit **Farben** belegt sein, die zu den Polen hin an Intensität zu- oder abnehmen. Hier wird zuerst gefragt, welche Farbe die KlientIn als angenehm empfindet. Diese Farbe vertieft sich, je angenehmer die Empfindung wird. Damit reicht ein Blick nach innen auf die Farbnuance, um entscheiden zu können, in welche Richtung die aktuelle Entwicklung geht. Wenn der unangenehme Bereich eine andere Farbe hat, ist der Neutralpunkt der Übergang zwischen den Farben.

Die Barometer-Technik eignet sich für die Messung von Veränderungen.

Distanzierung, Sprache und Verstehen

In einer belastenden gefährlichen Situation ist es hilfreich, möglichst klar zu denken. So kann man bewusst und überlegt handeln. Erkennen, Verstehen, Bewerten und Handlungsentscheidungen sind Funktionen des Frontalhirns. In Berufsfeldern, die mit gefährlichen Situationen zu tun haben (Feuerwehr, Polizei, Militär ...), werden deshalb potenzielle Notfallsituationen im Vorfeld besprochen und Abläufe gezielt eingeübt. In der Situation selbst soll so der Stress reduziert und Denk- und Handlungsfähigkeit sollen gestärkt werden.

Während einer als traumatisch erlebten Situation (dasselbe gilt für Flashbacks) werden bestimmte Hirnareale geringer durchblutet, vor allem das Brocca-Zentrum. Hier liegt das Sprachzentrum – und bei schlechter Durchblutung können den Betroffenen vorübergehend buchstäblich die Worte fehlen. Das Brocca-Zentrum ist aber auch dafür zuständig, dass das, was gerade passiert, verstanden wird. Neben der Sprache können also gleichzeitig die Sinnfindung und Sinngebung verloren gehen.

Deswegen ist es so wichtig, dass Betroffene Abstand zur Belastung herstellen können. Nur so normalisiert sich auch die Durchblutung im Gehirn, und die verschiedenen Funktionen stehen wieder zur Verfügung.

Distanzierung durch Re-Orientierung über den Körper

Veränderung der Aufmerksamkeit, Körperhaltung und Körperübungen sowie kognitive Strukturen: Über diese Wege versuchen die folgenden Übungen, die Aufmerksamkeit in der Gegenwart zu binden und damit Abstand zu den belastenden Gedanken und Erinnerungen herzustellen.

Diese Übungen können angeleitet werden, sie können aber auch selbstständig eingesetzt werden.

Grounding

Bei einer deutlichen Dissoziation versucht man im therapeutischen Setting im ersten Schritt, den Betroffenen zu beruhigen und mit seiner Aufmerksamkeit wieder in die Gegenwart zu bringen. Dies wird als **Grounding** bezeichnet. Jemand soll wieder „Boden unter den Füßen" bekommen, um so einen sicheren Stand in der Gegenwart und möglichst im eigenen Körper zu finden, und sich wieder in die Gegenwart orientieren. Dies kann natürlich auch im familiären Umfeld genutzt werden, wenn Betroffene plötzlich nicht mehr reagieren.

Um das zu erreichen, können wir den Betroffenen z. B. laut mit seinem Namen ansprechen und ihn auffordern, sich umzuschauen. Eventuell kann man ihn bitten, Blickkontakt aufzunehmen und/oder tief durchzuatmen. Manchmal helfen auch „verstörende" Maßnahmen wie das absichtliche Ansprechen mit einem falschen Namen, um eine Orientierungsreaktion auszulösen. Würde etwas zu trinken oder ein Geruch helfen, um mit der Aufmerksamkeit wieder in die Gegenwart zu kommen? Das könnten wir erfragen. Man kann auch auf Realitäten hinweisen, dass es z. B. in diesem Zustand schwierig ist, wieder nach Hause zu kommen, und jemand kommen müsste, um die Betroffene abzuholen. Oder es könnte sogar eine stationäre Einweisung notwendig werden.

Auch die Sinne stimulierende Gegenstände wie z. B. Igelbälle kann man der KlientIn in die Hand geben und sie bitten, diesen Gegenstand die ganze Zeit über zu bewegen. So wird sichtbar, ob die Aufmerksamkeit noch im Raum (und bei der Aufgabe) ist.

Weiter Re-Orientierungsmöglichkeiten über den Körper

Wenn es gelungen ist, die Aufmerksamkeit wieder mehr in die Gegenwart zu bringen, dann können wir dies durch körperliche Aktivität weiter unterstützen. Schon aufzustehen und sich im Raum zu bewegen ist hilfreich. Es können zudem alle Körperübungen genutzt werden, die in den Kapiteln 5, 6 und 7 beschrieben werden.

Ebenfalls hilfreich sind Jonglieren, komisches Sprechen (Kapitel 3) oder (gemeinsames) Ballspiel. Statt mit Bällen kann man auch ein Päckchen Papiertaschentücher werfen und fangen; es können auch mehrere Packungen gleichzeitig sein. Oder ein Spaziergang kann dabei helfen, wieder ganz in die Gegenwart zu kommen, entweder gemeinsam (auch im therapeutischen Setting) oder alleine. Auch trinken, etwas essen und riechen helfen, den Bezug zur Gegenwart zu verstärken.

Für die therapeutische Arbeit brauchen wir die „Präsenz“ der Person, nicht nur ihre körperliche Anwesenheit.

Sich als erwachsen wahrnehmen

In dissoziierten Zuständen verliert die Betroffene den Ich-Bezug (Depersonalisation) und den Bezug zur Gegenwart (Derealisation). Es können Affektbrücken in die Vergangenheit entstehen. Im Flashback landet die Betroffene in der „alten“ traumatischen Situation, unabhängig davon, wie lange das schon her sein mag. Ähnlich wie im Trauma erlebt die Betroffene die Situation erneut, ohne andere Ressourcen oder Wahlmöglichkeiten zu haben. Wenn es Traumatisierungen schon in der Kindheit gegeben hat, können auch kindliche Zustände wieder auftreten. Dies geschieht unbewusst.

Um diese Zustände zu unterbrechen, braucht es besonders am Anfang Unterstützung von außen. In einem solchen Fall ist es hilfreich zu fragen: „Wie alt fühlen Sie sich gerade?“, um zu überprüfen, wie weit die Person innerlich „zurückgegangen“ ist. Eine Realitätsprüfung und das Feststellen eines Unterschieds zwischen realem und gefühltem Alter können helfen, wieder in die Gegenwart zu kommen. Um Unterschiede zu erkennen, kann man die Betroffene auffordern, den eigenen Körper (z. B. die Hände) zu betrachten und zu vergleichen, ob dieser Körperteil zu dem angegebenen Alter passt. „Ältere“ erwachsene Hände haben mehr Falten, die Finger sind länger, sie haben mehr Kraft beim Ballen einer Faust. Auch der Vergleich der Körpergröße mit Schränken und Türen kann helfen sowie das Erleben, wie einfach es fällt, eine Tür zu öffnen (an die Klinke heranzukommen). Kann die Person aus dem Fenster schauen, ohne dafür auf einen Stuhl zu klettern?

Die Reaktivierung einer „erwachsenen“ Perspektive und Wahrnehmung erweitert üblicherweise den Denk- und Handlungsspielraum.

Wir können den Gegenwartsbezug weiter verstärken durch Aktivierung von Ressourcen. Dazu eignen sich kognitive Strategien, wie nachfolgend beschrieben. Imaginative Übungen verstärken in diesem Fall eher die Gefahr, wieder in die (unkontrollierte) innere Welt abzugleiten, weil die Aufmerksamkeit nach innen geht.

9.2.2 Stabilisierung über kognitive Re-Orientierung

Rückwärts-Rechnen

Was bewirkt es?

In dissoziierten Zuständen ist der Zugriff auf den präfrontalen Kortex stark eingeschränkt. Diesen Bereich braucht man u. a. zum Rechnen. Deshalb eigenen sich mathematische Aufgaben hier sehr gut zur Aktivierung. Auswendig Gelerntes abzufragen, etwa das kleine Einmaleins, würde nicht funktionieren, denn dann kämen die Antworten automatisch. Mit den gestellten Rechenaufgaben wollen wir erreichen, dass die Betroffene nachdenken muss.

Wie funktioniert es?

Die Rechenaufgaben werden an die Entwicklung und das Wissen der Betroffenen angepasst. Die Aufgaben sollen ja nicht überfordern, sondern lösbar sein. Bei Kindern achten wir darauf, mit welchem Zahlenraum sie vertraut sind: bis 10 oder 100 oder schon bis 1000? Entsprechend werden die Übungen gewählt.

Üblicherweise nehmen wir für Erwachsene Subtraktionsaufgaben aus dem Zahlenraum bis 1000 oder 100 und lassen die gleiche Zahl immer weiter vom Ergebnis subtrahieren, bis wir bei 0 oder einem anderen 100er angekommen sind bzw. die Orientierung in der Gegenwart wieder ganz hergestellt ist. Dies merkt man u. a. an der zunehmenden Geschwindigkeit der Antworten.

Als Beispiel:

- 1000 - 7 = 993
- 993 - 7 = 986 ....

Beliebte Subtrahenden sind 7 oder 13. Wir können den Zahlenraum erweitern oder verkleinern, andere Zahlen subtrahieren oder addieren, je nachdem, ob die Aufgabe leicht- oder schwerfällt. Hier sind der Kreativität keine Grenzen gesetzt.

Da Intrusionen oder innere dissoziative Prozesse die Aufmerksamkeit binden und die kognitiven Fähigkeiten einschränken, kann es anfangs zu mehr Fehlern kommen, als dies normalerweise passieren würde. Es kann für die Person etwas peinlich oder befremdlich sein, „nicht rechnen zu können". Häufig löst es ein verschämtes Lachen aus. Aber Lachen ist hier erwünscht. Lachen Sie also ruhig mit und betonen Sie, dass die Konzentration wichtig ist, nicht die korrekte Antwort. Wir gehen in der Rechnung einfach mit dem genannten (nicht dem korrekten) Ergebnis weiter. Ziel sind die Aktivierung des präfrontalen Kortex und die Reorientierung, nicht, einen „Mathe-Test“ zu bestehen.

Bei „mathe-ängstlichen“ Menschen sind Subtraktionen mit geraden Zahlen (2 oder 4) völlig in Ordnung. Man kann auch addieren lassen, was üblicherweise leichter fällt. Wichtig ist, dass wir Übungen wählen, die nicht beschämen.

Weitere Ideen zur kognitiven Reorientierung: Auch Sudokus, Tetris-Spiele oder Kreuzworträtsel können genutzt werden. Oder wir spielen gemeinsam Stadt-Land-Fluss, auch das aktiviert das Denken. Alles, was zum Nachdenken anregt und Spaß macht, kann in diesem Zusammenhang genutzt werden.

Rückwärts-Sprechen

Was bewirkt es?

Das Rückwärts-Sprechen erfordert die volle Konzentration. Häufig hat man spontan eine bildliche Vorstellung des geschriebenen Worts. Das macht es leichter, denn es wird gleichsam „rückwärts gelesen“. Das Rückwärts-Sprechen hat auch etwas Spielerisches. Manche Menschen kennen es aus ihrer Kindheit. Die Worte klingen beim Rückwärts-Sprechen plötzlich fremd und lustig, was auch wieder Lachen auslösen kann. Lachen ist erwünscht, weil es befreit und Abstand zur Belastung herstellt.

Wie funktioniert es?

Wir fangen mit kurzen einfachen Worten an und können sie langsam länger und schwieriger werden lassen. Dies machen wir so lange, bis deutlich wird, dass der Betroffene wieder ganz in der Gegenwart angekommen ist.

Hier ein paar Beispiele:
Tag – Gat
Rose – Esor
Tulpe – Eplut
Auto – Otua
Affe – Effa
Elefant – Tnafele
Ameise – Esiema
Optimismus – Sumsi mit Po

Visuelle, auditive und kinästhetische Orientierung in die Gegenwart: 5-4-3-2-1-Übung

Die 5-4-3-2-1-Übung ist der „Klassiker“ unter den Re-Orientierungsübungen. Sie besteht aus drei Teilen, die dann unterschiedlich oft wiederholt werden.

1. Schritt: Die Person wird aufgefordert, fünf Dinge laut zu benennen, die sie aktuell jetzt (in diesem Raum / an diesem Ort) sehen kann.

2. Schritt: Die Person wird aufgefordert, fünf Dinge laut zu benennen, die sie aktuell jetzt (in diesem Raum) hören kann. Dies kann auch die eigene Stimme sein.

3. Schritt: Die Person wird aufgefordert, fünf Dinge laut zu benennen, die sie aktuell jetzt körperlich wahrnehmen kann. Damit sind nicht Gefühle gemeint, sondern konkrete körperliche Wahrnehmungen an der Körpergrenze, wie der Druck des Stuhls am Gesäß, die begrenzte Auflagefläche am Rücken an der Stuhllehne, die Fußsohle im Schuh am Boden usw.

Die Übung heißt 5-4-3-2-1, weil diese drei Schritte erst mit fünf, dann mit vier, dann mit drei, dann mit zwei Benennungen und schließlich mit einer Benennung durchlaufen werden. Es ist kein Problem, schon gesagte Dinge zu wiederholen. Am Anfang kann es schwierig sein, etwas Äußeres zu sehen und zu hören (und das benennen zu sollen), da die Aufmerksamkeit im Inneren wie gefangen sein kann. Als BegleiterInnen bleiben wir freundlich bestimmt dabei und zählen das Genannte an den Fingern mit, damit sichtbar wird, wie viel bereits geschafft wurde.

9.2.3 *Tierunterstützte Zugänge*

In der Begleitung und Therapie von Menschen mit dissoziativen Störungen hat sich die tierunterstützte Herangehensweise bewährt. In der Reittherapie bedarf es der vollen Aufmerksamkeit des Reiters, damit das Pferd auf kohärente Signale reagiert und sie entsprechend umsetzt (Josten & Volmer 2012).

Teilweise bilden Hundetrainer Hunde daraufhin aus, Dissoziation zu erkennen. Ein Assistenzhund kann lernen, seine/n BesitzerIn bei beginnender Veränderung eines Zustands anzustupsen und auf sich aufmerksam zu machen, damit die Aufmerksamkeit wieder in die Gegenwart zurückkommt. Die Idee klingt verlockend, ist aber nur schwer (und wohl auch teuer) umzusetzen. Und auf Dauer sollen sich die dissoziativen Zustände ja auch durch eine Behandlung auflösen.

10. Alles ist anders: Mit veränderten Gefühlen und Einstellungen umgehen

10.1 Wie verändern sich die Gefühle nach einer Traumatisierung?

Eine Traumatisierung wirkt sich auf nahezu alle Lebensbereiche aus. Sie verändert das Erleben und Handeln in der Welt, langfristig auch die inneren Einstellungen zu sich selbst (Selbstbild) und zur Welt (Weltbild). Bleibt sie unbewältigt, kann eine Traumatisierung einen im Alltag gut „funktionierenden" Menschen in einen gefühlten Abwärtsstrudel hinabziehen.

Und wie geht es den Betroffenen? Sie fühlen sich weniger belastbar und nicht mehr voll leistungsfähig. Was früher ganz „normal" war, kann jetzt zu einer Überforderung werden. Oft ziehen sie sich aus allem und von allen zurück, ihr Denken und Handeln ist scheinbar auf ihre Symptome und Einschränkungen fixiert.

Mit der Zeit engt sich die Gefühlspalette zunehmend auf negativ gefärbte emotionale Zustände ein: Schuld, Scham, Wut oder Furcht. Man „kann nicht mehr so wie früher" und hat deswegen Schuldgefühle. Viele empfinden sich auch zunehmend als Belastung für ihr Umfeld. Freude und Zuversicht gehen meistens verloren.

Auch das subjektive Sicherheitsgefühl erscheint erschüttert. Man kreist in vorwiegend negativen Gedanken oder malt sich Katastrophen aus. Kein Wunder, dass das Denken selbst zur Belastung werden kann. Viele Betroffene sind um die Sicherheit wichtiger Bezugspersonen besorgt, was nicht ohne Auswirkungen auf diese bleibt.

Es können auch anklagende, kritisierende oder abwertende Sätze im Kopf kreisen. Dabei handelt es sich möglicherweise um aktivierte „alte" Gedankenmuster, die aus der Kindheit stammen oder aus (früheren) Traumatisierungen, denen die Betroffenen nichts oder kaum etwas entgegensetzen können.

Verstärkte Reizbarkeit und Wut sind häufig die Folge. Wut auf das Ereignis, den Täter oder Unfallverursacher, auf die Umstände, das Umfeld, alle weiteren Zumutungen, die Symptomatik, auf sich selbst ... Diese Wut wird selten auf ein konkretes Ziel gerichtet, obwohl sie von einem starken Wunsch nach Veränderung genährt wird.

Wichtig ist auch hier: Es wird etwas ausgelöst, das nicht hilfreich ist. Nehmen Sie das wahr und entscheiden Sie sich dann bewusst, sich davon wieder zu lösen.

Gefühlsregulierung

Gefühle entstehen ohne unser bewusstes Zutun. In der frühen Kindheit braucht es bei heftigen Emotionen Unterstützung von außen, um diese regulieren zu können. Aus diesen Erfahrungen lernen wir, wie man mit Gefühlen umgeht. In Belastungssituationen greifen wir automatisch auf unsere zumeist unbewussten Lernerfahrungen aus der Kindheit zurück. Teilweise aktivieren sich auch frühere unangenehme Gefühlszustände gleich mit und erhöhen damit den Druck der aktuellen Belastung.

Folgende Fragen gehen darauf ein, wie möglicherweise in Ihrer Kindheit mit Gefühlen umgegangen wurde (mehr dazu unter 10.3).

- Gab es in Ihrer Kindheit gute oder weniger gute Vorbilder und Modelle für einen freundlichen, respektvollen, achtsamen Umgang mit Gefühlen?
- War es erlaubt, Gefühle zu haben?
- Gab es Strafen oder wurden Sie isoliert, wenn Sie als Kind wütend oder traurig waren?
- Oder wurden Sie dann als „böse“ bezeichnet und aufgefordert, wieder „lieb“ zu sein?

10.2 Gefühlsregulierung, kindliche Entwicklung und Dissoziation

Kleine Kinder können ihre Gefühle noch nicht selbst regulieren. Sie sind dafür auf Unterstützung ihrer primären Bezugspersonen angewiesen, meistens die Eltern. Diese Unterstützung erfolgt zum einen durch einen liebevollen Körperkontakt wie in die Arme nehmen, streicheln (z. B. über den Rücken), körperliche Nähe wie wiegen, schaukeln und herumtragen, zum anderen über eine stimmliche Zuwendung mit beruhigendem Zusprechen oder Singen, in Kombination mit einer zugewandten, freundlichen Mimik und Blickkontakt. Konkrete Bedürfnisse werden auch durch Stillen bzw. Fläschchengeben oder Windelwechseln reguliert.

Wie aber entwickeln Kinder **emotionale Kompetenz**? Die versorgenden Personen spiegeln die Gefühle des Kindes, und sie zeigen Anerkennung.

- Sie geben z. B. die verbale Rückmeldung, dass Gefühle wahrgenommen und als angemessen anerkannt werden,
- sie erleichtern die Differenzierung von Gefühlen, indem sie benennen, um welches Gefühl es sich handelt,
- sie helfen bei der Erforschung der Ursachen dieses Gefühls und zeigen modellhaft eine angemessene Reaktion darauf auf.

Das Kind lernt also seine Gefühle kennen, indem sie von den Erwachsenen richtig benannt werden: „Wie schön, dass du dich freust!" „Bist du traurig?" „Hast du Angst?" „Was macht dich so wütend?" Wichtig ist dabei, dass sowohl die angenehmen als auch die unangenehmen Gefühle anerkannt und richtig benannt werden: Nicht alles ist Angst, und wenn das Kind wütend ist, ist es nicht einfach böse. Dieses Benennen hilft dem Kind zu erkennen, dass es verschiedene Gefühle haben kann und dies auch in Ordnung ist.

Schwierig wird es, wenn die unangenehmen Gefühle nicht differenziert, sondern unter der Rubrik „böse" zusammengefasst oder spontane Reaktionen wie Weinen verboten werden. Uns allen sind Sprüche wie „Ein Indianer kennt keinen Schmerz", „Jungs weinen nicht", „Mädchen sollten immer lieb und nett sein" bekannt.

Hilfreich ist es, wenn die Bezugsperson **empathisch nachfragt**, wie es dem Kind geht und wodurch die Gefühle ausgelöst wurden. So lernt das Kind, über seine Gefühle zu reden und die Ursachen zu erforschen. Fragen wie:

- Was ist geschehen?
- Was macht es schwierig?
- Was löst es bei dir aus?
- Was möchtest du gerne tun?
- Wie hätte es besser ablaufen können?

helfen uns, ein Verständnis dafür zu entwickeln, wodurch Gefühle entstehen und welche Konsequenzen wir daraus ziehen können. Im besten Fall lernen wir, aktive Veränderungsstrategien (kreative Lösungen) zu entwickeln, aber auch die Fähigkeit, Gefühle auszuhalten (Frustrationstoleranz).

Wenn man über Gefühle spricht und darüber, woher sie rühren, dann ist das bereits eine **Form der Abstrahierung und Achtsamkeit**: „Ich bin mehr als mein Gefühl, ich kann Abstand dazu herstellen." Diesen Abstand braucht man, um bewusst auf Emotionen reagieren zu können und kreative Umgangsstrategien zu entwickeln.

In sehr belastenden (traumatischen) Situationen kann die Regulationsfähigkeit für Gefühle überfordert werden. Wenn dies bereits in sehr jungen Jahren geschieht, greift unser Gehirn häufig auf den frühen Mechanismus der **Dissoziation** (Kapitel 9) zurück. Dann werden Informationen und dadurch entstandene Gefühle nicht integriert und kommen nicht ins Bewusstsein. Sie bleiben auf diese Weise in unverbundenen neuronalen Netzwerken stecken.

Je früher und je häufiger belastende Situationen auftreten und je schlimmer sie sind, umso ausgeprägter wird die Fähigkeit zur Dissoziation entwickelt. Wie alle Fähigkeiten lebt auch sie von der praktischen Übung und Wiederholung. Wenn die Gefühle im Lauf des Lebens durch irgendwelche Ähnlichkeiten wieder aktiviert werden, können sie leider mit der gleichen Stärke ins Bewusstsein eindringen wie zu der Zeit, als sie ursprünglich erlebt wurden. Wenn in der Zwischenzeit keine besseren bzw. anderen Fähigkeiten zur Gefühlsregulation entwickelt wurden, kann es zu einer erneuten Überforderung kommen. Gefühle können sich nur verändern, wenn sie bewusst wahrgenommen werden und hier und jetzt Möglichkeiten zur Gefühlsregulation und zur Verarbeitung bereitstehen.

10.3 Selbstanalyse: Welcher Umgang mit Gefühlen wurde gelernt?

Wenn Sie Ihre eigenen Reaktionen besser verstehen möchten, kann es hilfreich sein, sich mit der Frage zu beschäftigen: Wie wurde in meiner Familie **(familiärer Hintergrund)** mit Gefühlen umgegangen?

- Durften Gefühle gezeigt werden? Durfte ich Gefühle zeigen?
- Haben andere sich um mich gekümmert, wenn ich traurig, wütend oder verzweifelt war? Konnte ich meine Freude, meinen Stolz … mit anderen teilen? Oder hat man mich damit alleine gelassen?
- Durfte die Umgebung Gefühle mitbekommen?
- Gab es in der Art, wie Gefühle gezeigt wurden, Unterschiede zwischen Mutter und Vater (männlichen und weiblichen Bezugspersonen)? Gab es Unterschiede, was als richtig angesehen wurde?
- Haben die Eltern unterschiedlich reagiert, wenn die Gefühle von einem Sohn oder einer Tochter (Junge / Mädchen) gezeigt wurden?

Es kann auch hilfreich sein, dass Sie sich bewusst zu machen, welche Strategien Sie bisher entwickelt haben, um mit Gefühlen umzugehen. Wir sprechen hier von **Coping-Strategien**.

- Welche guten Strategien haben Sie bislang entwickelt (z. B. über etwas reden, Dinge ansprechen, körperliche Bewegung nutzen, Lösungen suchen) und welche schwierigen Strategien (z. B. Verdrängen, Ausagieren)?
- Setzen Sie Substanzen ein (oder haben Sie welche eingesetzt), um Gefühle zu regulieren (Fressanfall und / oder Erbrechen, Alkohol, Rauchen, Drogen, Medikamente)?
- Setzen Sie verbale Gewalt ein (beschimpfen / verhöhnen Sie sich oder andere, würdigen Sie sich oder andere herab)?
- Gibt es körperliche Gewalt gegen Gegenstände?
- Gibt es Selbstverletzungen?
- Gibt es Gewalt gegen andere Personen?

- Kaufen Sie übermäßig ein?
- Verbringen Sie viel Zeit mit Medien, z. B. mit PC-Spielen?
- Setzen Sie Sexualität ein, um unerwünschte Gefühle „wegzumachen“?

Wenn Sie sich mit diesen Fragen beschäftigt haben: Sind Sie eher zufrieden, wie Sie mit Ihren Gefühlen umgehen? Oder sind Sie eher unzufrieden? Dann kann es hilfreich sein, dass Sie sich überlegen, wen Sie kennen, der das gut bzw. besser kann. Wir brauchen ein Ziel, eine Idee bzw. eine positive Vorstellung, wohin wir uns entwickeln wollen. Gibt es ein Vorbild, eine Person, die gut mit ihren Gefühlen umgehen kann oder konnte? Ein realer Mensch ist am hilfreichsten. Es kann aber auch eine Figur aus Film, Fernsehen oder Literatur sein.

Im Anhang finden Sie diese Fragen als **Arbeitsblatt 4** (Seite 182 ff.).

10.4 Übungen zur Gefühlsregulation

Wenn wir Gefühle beeinflussen wollen, müssen wir mit ihnen in Kontakt sein, ohne von ihnen überwältigt zu werden. Wenn wir früher keine oder nur wenig Unterstützung in der Gefühlsregulation erfahren haben, ist das gar nicht so einfach. Im Folgenden werden verschiedene Übungen beschrieben, die Ihnen dabei helfen können, Gefühle zu regulieren.

Wahrnehmung und Körperhaltung

Das Wichtigste ist: Sie müssen überhaupt merken, dass Sie ein heftiges Gefühl erleben. Es geht darum, Gefühle wahrzunehmen und sie nicht einfach nur auszuleben. Als **Unterbrechung** kann es sinnvoll sein, einmal oder einige Male tief ein- und auszuatmen.

Dann überprüfen Sie im nächsten Schritt Ihre **Körperhaltung**. Heftige Gefühle wie Angst, Trauer oder Scham führen häufig dazu, dass wir uns zurückziehen, der Körper sich krümmt und in eine Schutzhaltung geht. In so einer Körperhaltung fühlen wir uns eher klein und schwach. Hilfreich wäre aber ein Gefühl von Stärke und Kompetenz, um uns mit heftigen Gefühlen auseinandersetzen zu können. Das können Sie erreichen, indem Sie Ihren Körper aufrichten. Aus dieser Haltung heraus können Sie sich eher bzw. besser mit Ihren starken Gefühlen beschäftigen (siehe auch Kapitel 8, Seite 106).

Gefühle differenzieren

Jetzt können Sie prüfen, was Sie gerade fühlen und wodurch es ausgelöst wurde. Wenn Sie in der Kindheit viele schwierige Erlebnisse hatten, ist die Wahrscheinlichkeit groß, dass ein Teil der Intensität des Gefühls in die Vergangenheit gehört. Folgende Fragen können mehr Klarheit bringen:

- Um welches Gefühl handelt es sich?
- Wodurch ist das Gefühl ausgelöst worden?
- Oder: Was genau ist passiert, bevor das Gefühl auftrat?
- Ist es angemessen, mit dieser Stärke des Gefühls auf den heutigen Auslöser zu regieren?
- Spricht etwas dafür, dass ein Teil des Gefühls von früher kommt?
- Erinnert mich die Situation heute an ein belastendes Erlebnis von früher?

Mit Atemübungen Einfluss auf die Gefühle nehmen

Meist ist es sinnvoll, erst einmal die Intensität des Gefühls etwas zu reduzieren; das macht Sie handlungsfähiger. Atemübungen haben ganz allgemein einen beruhigenden und entspannenden Effekt (siehe Kapitel 5 und 6) und können auch hier hilfreich sein. Sie verändern Ihren Atemrhythmus und beeinflussen auf diesem Weg Ihre Gefühle.

Unter hohem Stress bei intensiven belastenden Gefühlen atmen wir meist schneller und flacher, oder der Atem kommt ins Stocken. Intuitiv halten wir auch häufig die Luft an, was das Gehirn als Anzeichen für eine Belastung bzw. Gefahr wahrnimmt. Wenn nun der Atemrhythmus sich verlangsamt, vertieft und wieder gleichmäßig wird, signalisiert das dem Gehirn: „Es ist alles in Ordnung." Deswegen sind Atemübungen so effektiv.

Damit eine Veränderung eintreten kann, müssen Sie jedoch den veränderten Atemrhythmus für einige Minuten beibehalten. Drei bis vier Atemzüge reichen vermutlich nicht aus.

Vertiefte Bauchatmung mit Atempause

Meistens atmen wir nur flach und relativ schnell im Brustbereich. Ein etwas tieferer und langsamer Atemrhythmus wirkt jedoch beruhigend. Dann zieht sich das Zwerchfell zusammen, und die Lunge kann sich zum Bauch hin ausdehnen. Wenn Sie eine Hand auf den Bauch legen, können Sie wahrnehmen, ob sich auch der Bauch beim Atmen anhebt.

Bei einem tieferen Atemzug nehmen wir auch mehr Sauerstoff auf und haben nicht das Bedürfnis, sofort weiterzuatmen. Dies können wir für eine Pause nach dem Ausatmen nutzen. Dann nämlich wird der Parasympathikus aktiviert. Im vegetativen Nervensystem ist er der Gegenspieler zum Stresssystem, und deshalb wird durch die Atempause eine Entspannungsreaktion angestoßen.

Dehnen Sie die Pause jedoch nicht absichtlich zu lange aus. Folgen Sie dem automatisch einsetzenden Einatmungsreflex. Atmen Sie ruhig und langsam weiter, sobald sich das Bedürfnis zeigt. Es kann angenehmer sein, durch die Nase ein- und durch den Mund auszuatmen. Der Rhythmus ist also: ruhig und langsam einatmen, ausatmen, Pause machen, weiter atmen.

Wenn sie sich auf den Atem konzentrieren sollen, reagieren einige Menschen mit Anspannung, manchmal sogar Angst. Hier kann es helfen, das Atmen mit einer positiven Vorstellung (Imagination) zu kombinieren, wie in der folgenden Übung zur Feder-Atmung.

Feder-Atmung

Wie wirkt die Übung?

Die Aufmerksamkeit ist in dieser Übung auf die Vorstellung einer Feder und nicht so sehr auf die Wahrnehmung des Körpers gerichtet. Das erleichtert es manchen Menschen, mit dem Atem zu üben.

Anleitung

Nehmen Sie eine bequeme Sitzhaltung ein oder legen Sie sich hin. Ihre Hände liegen mit den Handflächen nach oben auf den Knien bzw. neben dem Körper.

Beim Einatmen stellen Sie sich vor, dass aus der einen Hand eine Feder genauso lange aufsteigt, wie Sie einatmen. Beim Ausatmen sinkt sie langsam wieder ab und landet in der anderen Handfläche. Von dort steigt sie beim Einatmen wieder langsam auf, um mit dem Ausatmen dann wieder in die andere Handfläche abzusinken.

Herz- bzw. Kohärenzübung (Servan-Schreiber 2004)

Wie wirkt die Übung?

Auch hier werden durch die bewusste Atmung und die Pausen nach dem Ausatmen der Parasympatikus aktiviert und damit der Stress und die Gefühlsstärke reduziert (Hauptwirkung). Zusätzlich stellt sich bei den lustvollen Vorstellungen in dieser Übung häufig ganz unbewusst ein Lächeln ein. Beim Lächeln werden im Gehirn Endorphine ausgeschüttet, die die Stimmung positiv beeinflussen – ein schöner Nebeneffekt.

Anleitung

1. Während Sie atmen, richten Sie zuerst die Aufmerksamkeit auf Ihr Herz. Wenn Sie es nicht wahrnehmen können, fokussieren Sie auf die Brustregion. Atmen Sie langsam ein und aus, während Ihre Aufmerksamkeit in der Herz- bzw. Brustregion verweilt. Nach jedem Ausatmen machen Sie eine kurze Pause.
2. Stellen Sie sich als nächsten Schritt vor, dass der Atem beim Ein- und Ausatmen durch die Herz- bzw. Brustregion fließt. Bleiben Sie einige Zeit dabei.
3. Nun stellen Sie sich vor, dass beim Einatmen das Herz mit Sauerstoff versorgt wird und beim Ausatmen alle Abfallprodukte aus dem Körper abtransportiert werden. Die Aufmerksamkeit folgt den langsamen, fließenden Bewegungen des Atems.
4. Stellen Sie sich nun vor, dass sich Ihr Herz in einer Art Sprudelbad befindet und mit Sauerstoff versorgt, gereinigt und beruhigt wird. Auch bei dieser Vorstellung bleiben Sie einige Zeit.
5. Zum Abschluss stellen Sie sich einmal Ihr Herz vor, das wie ein kleines Kind lustvoll in der Badewanne planscht oder draußen ganz zufrieden spielt. Gelingt Ihnen das? Dann beobachten Sie Ihr Herz einfach und atmen dabei ruhig weiter.
   Oder fühlt es sich besser an, dass Sie sich selbst als erwachsenen Menschen in einer entspannten, angenehmen Vorstellung wahrnehmen? Vielleicht sind Sie in einem schönen Teich mit klarem, warmem, reinem Wasser und lassen sich auf dem Wasser treiben. Oder Sie lassen sich im Meer von den Wellen schaukeln. Oder Sie liegen in einer Hängematte und schaukeln sanft hin und her. Oder ... Bleiben Sie einige Zeit auch bei dieser Vorstellung und kommen dann langsam wieder mit Ihrer Aufmerksamkeit zurück in den Raum.

Schlürf-Atmung

Wie wirkt die Übung?

Bei der Schlürf-Atmung (Henderson 2001) wird durch den Mund geatmet und damit bewusst der Widerstand für die Atmung erhöht. Auf diese Weise verlangsamt sich der Atemrhythmus, und die Atmung vertieft sich.

Anleitung

Spitzen Sie beim Einatmen die Lippen so, als hätten Sie einen Strohhalm im Mund, und durch diese Öffnung atmen Sie die Luft schlürfend ein. Sie können einen langen „Schlürfer" machen, also die Luft in einem Zug einatmen; Sie können aber auch quasi „mehrere Schlucke" machen. In jedem Fall verlangsamt sich Ihre Atmung, und dadurch öffnen sich die Lungenbläschen besser. Das wieder ermöglicht Ihnen, grundsätzlich länger einzuatmen.

Beim Ausatmen schließen Sie die Lippen und atmen durch den Mund gegen diesen Widerstand der Lippen aus. Dadurch entstehen zischende Geräusche, und wieder verlangsamt sich der Atemrhythmus.

Sowohl beim Ein- als auch beim Ausatmen entstehen Töne. Kinder haben Freude daran, Töne zu machen, quiekende, blubbernde, brummende etc. Auch Sie dürfen das, können sich von dem Spielerischen in dieser Übung anstecken lassen und selbst spüren, wie viel Spaß das macht. Wenn es Sie zum Lachen bringt, umso besser. Lachen entspannt und setzt Endorphine frei, die die Stimmung positiv beeinflussen (siehe Kapitel 11).

Finger-Halten

Wie wirkt die Übung?

Die im Folgenden beschriebene Übung[1] ist eine einfache Methode, mit Gefühlen zu arbeiten. Jeder einzelne Finger der einen Hand wird von allen anderen Fingern der anderen Hand nacheinander gehalten. Dabei wird tief und ruhig geatmet. Das Halten und die Atmung werden mit der Vorstellung verbunden, beim Ausatmen Belastungen loszulassen und beim Einatmen gute Gefühle aufzunehmen. Gefühle sind wie Wellen von Energie, die durch Körper, Geist und Seele fließen. Durch jeden Finger läuft ein Meridian; das ist eine Energielinie, die mit einem Organsystem und den damit verknüpften Emotionen verbunden ist. Bei starken oder überwältigenden Ge-

1 Siehe ↗ https://capacitar.org/wp-content/uploads/EngCapEmergKit.pdf.

fühlen wird Energie blockiert oder unterdrückt: Das führt zu einem Schmerz oder einer Stauung im Körper. Das Festhalten eines Fingers in Kombination mit tiefer Atmung kann zu emotionaler und physischer Erleichterung und Heilung führen.

In schwierigen oder herausfordernden Situationen im Alltag, wenn Tränen, Wut oder Angst aufsteigen, können wir die Finger halten und atmen, um wieder zur Ruhe zu kommen, sodass wir zu einer angemessenen Reaktion oder Aktion finden. Die Übung kann auch mit Musik kombiniert werden oder vor dem Einschlafen gemacht werden, um die Probleme des Tages abzuschließen und Körper, Geist und Seele zur Ruhe zu bringen. Sie können die Übung allein machen, aber auch zusammen mit anderen.

Wie funktioniert die Übung?

Halten Sie jeden einzelnen Finger mit allen Fingern der anderen Hand für zwei bis fünf Minuten. Sie können mit dem Daumen beginnen, dann zum Zeigefinger übergehen, dann den Mittelfinger, den Ringfinder und zum Schluss den kleinen Finger halten. Oder Sie beginnen mit dem kleinen Finger und arbeiten sich bis zum Daumen durch. Atmen Sie dabei tief ein und nehmen Sie starke oder störende Gefühle wahr, die Sie in Ihrem Innern spüren, ohne sie zu beurteilen oder zu analysieren. Erlauben Sie ihnen, da zu sein. Dann atmen Sie wieder langsam aus und lassen Sie los. Stellen Sie sich dabei vor, dass die Gefühle aus Ihrem Finger in die Erde fließen. Und dass Sie beim Einatmen ein Gefühl von Harmonie, Stärke und Heilung in sich aufnehmen. Und atmen Sie langsam Ihr belastendes Gefühl (Furcht, Panik, Wut, Ärger, Groll, mangelnde Selbstachtung, Kummer und Ängste) oder die grübelnden Gedanken aus. Lassen Sie vergangene Gefühle und Probleme los ... Beim Festhalten eines Fingers können Sie oft ein Pulsieren spüren, wenn sich Energie und Gefühle verändern und ausgleichen.

Wenn Sie wollen, wiederholen Sie die Übung, indem Sie die Hände wechseln.

Es ist auch möglich, die Finger einer anderen Person zu halten, die z. B. ärgerlich, ängstlich oder aufgeregt ist, und sie so zu unterstützen. Das Finger-Halten (mit gemeinsamem Ausatmen) ist sehr hilfreich bei kleinen Kindern, die weinen oder einen Wutanfall haben.

10.5 Umgang mit Wut

Wut ist ein besonders schwieriges Gefühl, und gerade hier kann es sinnvoll sein, mit den Fragen zur Gefühlsregulation (10.1 und 10.3) dem erlernten Umgang mit diesem Gefühl nachzugehen. Außerdem macht es Sinn, nach Vorbildern zu suchen, die vorleben, wie ein guter und gewaltfreier Umgang mit Wut und Ärger möglich ist. Deswegen bieten wir Ihnen hier explizit Übungen an, die einen sicheren Ausdruck von Wut und Ärger ermöglichen.

Achtsam sein auf Körperimpulse, die mit dem Gefühl verbunden sind

Wie wirkt die Übung?

Die Aufmerksamkeit wird auf die Impulse im Körper gerichtet, die sodann bewusst und langsam ausgeführt werden. Diese Methode wird häufig in der sensorimotorischen Psychotherapie (Ogden et al. 2010) angewandt.

In jeder Bedrohungssituation wird unser Verteidigungssystem aktiviert, auch wenn wir uns nicht (offen) wehren. Vielleicht haben wir gelernt, dass unser Handeln sinnlos, Widerstand zwecklos ist und alles nur noch schlimmer macht. Also halten wir still. Doch kein Mensch lässt sich gerne Gewalt antun, und sich nicht zu wehren heißt noch lange nicht, zu akzeptieren.

Die Wut in so einem Fall wahrzunehmen ist schon ein großer Fortschritt, denn Wut stellt Energie für Veränderungen bereit. Hoffnungslosigkeit, Depression, Resignation und Traurigkeit hingegen sind eher von einem Lähmungsgefühl im Körper begleitet.

Anleitung

Stellen Sie sich stabil und sicher hin oder setzten Sie sich aufrecht hin (stehen ist bei Wut oft besser). Wenn Sie an die belastende Situation denken, richten Sie die Aufmerksamkeit auf die Auswirkungen dieses Gedankens in Ihrem Körper: Wo reagiert er, welche Bereiche werden aktiviert, welche nicht? Häufig sind es die Hände oder Arme, die handeln wollen, manchmal die Beine, die sich bewegen wollen. Nehmen Sie das wahr. Beobachten Sie den Impuls im Körper: Ist es ein Greifen, ein Schieben / Drücken, ein Heranziehen oder ein Stoßen / Treten? Oft ist es nur ein kleiner Impuls. Suchen Sie ihn. Es kann z. B. der Impuls sein, die Finger zur Faust zu ballen und sie nach vorne oder hinten zu bewegen.

Führen Sie Ihren wahrgenommenen Impuls bis zum Ende der Bewegung langsam aus (auch wenn der Impuls schnell ist). Die Langsamkeit der Bewegung erlaubt Ihrem Bewusstsein, diesen Impuls und die Ausführung mitzubekommen und nicht nur reflexartig die Bewegung auszuführen. Wenn Sie die Bewegung einmal ausgeführt haben, halten Sie inne und spüren Sie nach, wie sich dieser Körperteil nun nach der bewussten Bewegung anfühlt. Ist noch ein Impuls da? Soll die Bewegung noch einmal ausgeführt werden? Ist es innerlich jetzt ruhiger bzw. anders?

Manchmal ist es hilfreich, die Bewegung gegen einen Widerstand auszuführen, z. B. indem eine andere Person (wie bei „Push Hands" im Tai-Chi) gegenhält (ohne dagegen zu kämpfen), oder wir einen Tisch oder Stuhl mit der Hand oder dem Bein wegschieben, um mehr Aufmerksamkeit in die Bewegung geben zu können.

Machen Sie, was sich für Sie richtig anfühlt. Wenn Sie nicht sicher sind, was sich richtig anfühlt, machen Sie das Gleiche noch einmal und überprüfen Sie dann, ob es sich in Richtung eines „leichteren" oder angenehmeren Empfindens verändert. Wenn Sie Gefahr laufen, Ihre Wut nicht mehr kontrollieren zu können, dann halten Sie inne, atmen Sie tief durch und werden Sie wieder langsamer. Wildes Ausagieren erschöpft zwar Ihre Energie, führt aber zu keiner nachhaltigen Veränderung. Auch hier haben Sie selbst die Wahl, in welche Richtung Sie die Übung führen wollen.

Wenn sich nichts mehr verändert durch die Ausführung der Bewegung und sich der Körper „ruhig" anfühlt, kommen Sie zurück in die aktuelle Situation. Sie können versuchen herauszufinden, was den Ärger oder die Wut ausgelöst hat. Häufig ist das nicht eine andere Person oder der äußere Anlass, z. B. ein Krach, sondern meistens eine Assoziation (gedankliche Verbindung), die zu einem erlebten belastenden Ereignis führt. Auf diese Art und Weise finden Sie möglicherweise „Trigger" heraus. An diesen lohnt es sich, in einer Therapie zu arbeiten.

Bälle drücken oder werfen

Für diese Übung eignet sich ein weicher Ball, z. B. ein Jonglierball. Sie können aber auch Kastanien nehmen (beim Drücken kann man sie leicht eindellen) oder handliche Steine. Alternativ können Sie auch mit aller Kraft ein Handtuch wringen und ausprobieren, welche Drehrichtung (zu Ihnen hin oder von Ihnen weg) besser wirkt.

Wie funktioniert es?

Wenn Sie eine wütende Anspannung spüren oder eine chronisch unterschwellige Wut abbauen möchten, kann es hilfreich sein, einen Ball in die Hand zu nehmen und diesen fest zu drücken. Ziel ist es, die Anspannung über die Hand in den Ball aus dem Körper hinauszudrücken. Atmen Sie beim Drücken gleichmäßig weiter bzw. verlängern Sie die Ausatmung, ohne dabei die Zähne zusammenzubeißen. Zählen Sie innerlich bis 10 und lockern Sie dann wieder die Hand. Anschließend spüren Sie nach, wie sich das Wutgefühl verändert hat.

Machen Sie die gleiche Übung mit der anderen Hand und spüren Sie nach, ob die Händigkeit (Rechts- oder Linkshänder) einen Unterschied macht. Drücken Sie abschließend den Ball noch einmal mit der Hand, die den größeren Effekt hatte.

Sehr befreiend kann es auch sein, einen (weichen!) Ball mit voller Kraft gegen die Wand zu werfen. Fokussieren Sie sich auf das Wutgefühl und „schmettern" Sie es zusammen mit dem Ball dann gegen die Wand. Dabei entsteht ein Aufprallgeräusch, das umso lauter ist, je mehr Kraft Sie einsetzen. Sichtbar wird der eigene Krafteinsatz auch am Rückpralleffekt des Balls.

Stampfen

Wie wirkt es?

Wut ist ein energiereiches Gefühl, das einen nach oben hin wegzieht und explodieren lässt wie ein „HB-Männchen". Wir verlieren die Erdung, konkret den Kontakt zum Boden. Dieser lässt sich wiederherstellen, indem wir z. B. fest aufstampften. Der Schwerpunkt beim Stampfen liegt auf der Ferse, sodass die Erschütterung bis ins Becken hoch wahrnehmbar wird. Ein Tippeln nur auf dem Vorderfuß hat viel weniger Effekt. Ein Wippen im Vorderfuß, ohne dass die Ferse Kontakt zum Boden bekommt, macht eher noch nervöser.

Bei Kindern ist jeder „gute" Wutanfall zumeist von einem Aufstampfen begleitet, um dem „Ich will aber (nicht) …!" mehr Nachdruck zu verleihen. Das Stampfen ist auch deutlich hörbar und kann bei schwingenden Böden ein Wackeln auslösen (bis die Erde wackelt …).

Wie funktioniert es?

Gehen Sie mit der Ferse bzw. dem gesamten Fuß stampfend und kräftig ausatmend durch den Raum. Spüren Sie dabei den Kontakt Ihrer Füße zum Boden und Ihre Kraft, mit der Sie aufstampfen können. Koordinieren Sie das Aufstampfen mit dem Ausatmen, welches mit Geräuschen verbunden sein darf, mit Zischen oder einem kräftigen „Pf!". Auch ein lautes „Ha!" (siehe Seite 112) kann das Aufstampfen unterstützen.

Halten Sie nach ca. 30 Sekunden inne und spüren Sie nach, wie sich der Körper nun anfühlt und was sich verändert hat. Sollte Ihnen schwindelig werden, reduzieren Sie die Intensität der Ausatmung.

Zug-Übung

Wie wirkt die Übung?

Die Zug-Übung (Henderson 2001) ist eine weitere Methode für aktiven körperlichen Spannungsabbau.

Anleitung

Sie bewegen sich wie eine Lokomotive schnaufend in gleichmäßigen schnellen Schritten durch den Raum. Drücken Sie dabei die Füße mit dem Vorderfuß zuerst kräftig gegen den Boden, wodurch die Bewegung abgebremst wird. Dies verbraucht mehr Kraft als ein einfaches Gehen. Gleichzeitig bewegen Sie die angewinkelten Arme wie den Antrieb der Räder auf einer gedachten geraden Linie kräftig vor und zurück, sodass eine Bewegung in der Brustwirbelsäule spürbar wird. Mit dem Zurückziehen der Arme pressen Sie die Luft mit einem „Sch!" aus dem Mund heraus. Wiederholen Sie dies mindestens 10 Mal und spüren auch hier wieder nach, was sich in Ihrem Körpergefühl verändert.

Selbst wenn man sich anfangs „bescheuert" vorkommt, führt das „Sch-Geräusch" mit der Bewegung zu einem starken Spannungsabbau.

Als begleitende oder anleitende **TherapeutIn** ist es hier wichtig, nicht nur mitzumachen, sondern explizit anzufangen. Wir „gehen mit gutem Beispiel voran". Und es darf Spaß machen.

Stuhl bzw. Liegestütze gegen die Wand

Wie wirkt es?

Die sehr anstrengenden Übungen stammen aus der Bioenergetik. Sie eignen sich bei sehr großer Wut und zielen auf die großen Muskelgruppen ab. Auch damit kann man einen Teil der Energie in den Boden lenken.

Anleitung

Nehmen Sie eine Position ein, in der Sie sich wie auf einem **Stuhl** sitzend mit dem Rücken an die Wand anlehnen. Oberschenkel und Unterschenkel sind in einem 90-Grad-Winkel zueinander ausgerichtet, die Knie zeigen nach außen und reichen nicht über die Fußspitze hinaus. Es reicht, in dieser Position für ca. fünf bis zehn tiefe Atemzüge zu verweilen und die Anstrengung und Anspannung in den Oberschenkeln wahrzunehmen. Es tut relativ schnell weh. Wenn dann immer noch zu viel Energie im Körper ist, können Sie die Übung wiederholen. Lautes Fluchen dabei ist erlaubt. Hörbar werden tut auch gut.

Bei Problemen mit den Knien oder der Hüfte können Sie auch **Liegestütze** gegen die Wand ausführen. Stellen Sie sich in einem schrägen Winkel zur Wand, die Beine sind zusammen. Spannen Sie den Bauch an, ziehen Sie die Schultern nach unten und halten Sie den Rücken gerade und fest. Beugen und strecken Sie nun langsam die Arme auf Schulterhöhe. Der Rücken bleibt dabei gerade und unbewegt.

Untrainierte werden nach drei bis fünf Wiederholungen eine Reaktion in den Armmuskeln spüren. Wenn das bei Ihnen nicht so ist, machen Sie gerne weiter, bis Sie eine Anstrengungsreaktion in den Armmuskeln spüren. Zählen Sie bitte die Wiederholungen (laut) mit.

Spüren Sie auch hier im Anschluss wieder nach, was sich im Körper durch die Übung in Bezug auf das Wutgefühl verändert hat.

Papier / Zeitungen zerreißen

Wie wirkt die Übung?

Wut und Aggressionen beinhalten häufig den Impuls, etwas zerstören zu wollen, alles kurz und klein zu schlagen, zu explodieren etc. Auch dies kann in einer bewussten Form als Entlastung ausgeführt werden. Wir können dafür stellvertretend Papierblätter oder Zeitungen in kleinste Teile „zerreißen", ohne etwas Wertvolles zu zerstören. Und für die Papiertonne ist das Zerkleinern von Pappe und Papier sogar noch sinnvoll.

Anleitung

Wenn sich Ihre Wut auf eine bestimmte Person bezieht (wie z. B. den „Täter"), braucht es eine Methode, diese auf eine sichere Art und Weise auszudrücken. Dafür können Sie diesen Menschen (oder was immer der Anlass für Ihre Wut ist) als Strichmännchen oder „Arsch mit Ohren" auf ein Blatt Papier malen; Sie können auch ein Foto benutzen. In jedem Fall bekommt die Wut damit ein Gesicht. Es ist nicht mehr eine unspezifische Wut auf die ganze Welt und alle und jeden, sondern wird auch in Ihrem Gehirn auf eine spezifische Person oder Situation bezogen.

Dann stellen Sie sich eine Stoppuhr und sagen dem – symbolischen – Papier oder Foto 30 Sekunden lang, was Sie von ihm halten und warum Sie so wütend auf die Person oder Situation sind. Nach Ablauf der Zeit halten Sie inne. Atmen Sie durch und spüren Sie dann nach, welcher Impuls im Körper spürbar wird und was Sie mit diesem Papier nun machen möchten. Setzen Sie diesen Impuls um, so konkret und kreativ wie möglich. Sie können Papier zerreißen, zerknüllen, zertreten, im Wasser ertränken, aus dem Fenster werfen, mit Stiften zerstückeln, mit Nadeln piksen, verbrennen – dem Einfallsreichtum sind keine Grenzen gesetzt.

Und falls es mit einem Mal nicht reicht, können Sie das Gesicht / die Situation auch ein zweites Mal malen oder ein weiteres Foto nehmen und den Akt der Zerstörung wiederholen. Auf diese Art und Weise werden Sie auch „mutiger" im Umgang mit Wut.

Die niederländische Psychotherapeutin Joany Spierings berichtet, sie habe mit einer Patientin jede Therapiesitzung mit dieser Methode begonnen. Von einem Porträtfoto des Täters wurden insgesamt 100 Fotokopien angefertigt, die die Patientin immer wieder aufs Neue zerstörte. Die Patientin habe auf diese Art und Weise sowohl ihre Wut auf als auch ihre Angst vor dem Täter nachhaltig reduziert.

10.6 Kognitive Strategien gegen negative Gedanken: Positive Gegenkonzepte entwickeln

Bewusstwerdung bzw. Wahrnehmung, dass negative Gedanken entweder durch Grübeln und Entwicklung von Katastrophenfantasien oder durch Aktivierung negativer Zuschreibungen aus der Vergangenheit aktiviert wurden – das sind auch hier die ersten Schritte. Negative Zuschreibungen erkennen wir daran, dass sie als (negative) Kommentare zu Handlungen auftauchen, die früher nicht erwünscht waren, z. B. seine Meinung zu äußern, sich abzugrenzen oder zu wehren, „faul" zu sein u. Ä.

Je länger das negative Denken anhält, umso mehr Energie müssen wir aufwenden, um es zu stoppen und zu verändern.

Die negativen Gedanken „wegwerfen"

Wenn negative Gedanken Sie quälen, schreiben Sie sie auf einen Zettel, knüllen Sie diesen anschließend zusammen – und werfen Sie ihn weg!

Denn: Was wir aufheben und behalten, „behalten" wir auch mehr im Gedächtnis (Ankowitsch 2015).

Mit der Realität konfrontieren und positive Gegenkonzepte entwickeln

Die Illusion, dass uns nichts passieren wird, ist nach einem traumatischen Ereignis zerstört. Leider entsteht dadurch nicht eine realistische Einschätzung, sondern die vorher optimistische Haltung kippt häufig ins Gegenteil, in die Erwartung, dass immer alles schiefgeht und immer uns das passieren wird. Hier gilt es zu überprüfen, inwieweit diese Gedanken realistisch sind. Häufig haben sie nämlich mit Realität kaum etwas zu tun. Glauben Sie nicht alles, was Sie denken!

Beispiel: Die Angst, dass etwas Schlimmes passieren könnte

Wichtig ist es, hier genau nachzufragen, entweder von therapeutischer Seite oder selbst zu überprüfen, was konkret Schlimmes erwartet wird, um es dann anhand von Fragen zu differenzieren:

- Ist das schon einmal passiert?
- Wie häufig ist das schon passiert?
- Wann ist es zum ersten Mal passiert?
- Wann ist es zum letzten Mal passiert?
- Was passiert normalerweise?
- Wie könnte die Situation gut ausgehen?
- Ist es möglich, jemanden um Hilfe oder Unterstützung zu bitten?
- Was können Sie dazu beitragen, dass es heute gut ausgeht?
- Was ist heute anders als früher?
- Welche Fähigkeiten haben Sie heute, die Sie früher nicht hatten?

Bei Befürchtungen vor weiteren Katastrophen können negative Selbstbilder bzw. Zuschreibungen eine Rolle spielen. Möglicherweise laufen innerliche negative Kommentare mit, die alles hinterfragen, bzw. Handlungen mit Abwertungen oder Beschimpfungen begleiten.

Mit den folgenden Fragen werden negative Zuschreibungen daraufhin überprüft, ob es sich um früher als unerwünscht erklärte Handlungen handelt o. Ä. Wir versuchen, den Ursprung der negativen Kommentare zu finden und sie damit in einen Kontext zu setzen. Wenn wir verstehen, woher sie kommen, können wir eher einschätzen, ob sie einen realistischen Hintergrund haben oder nicht.

Grundsätzlich können Sie sich bei einer negativen Zuschreibung fragen:

- Wie hört sich dieser Kommentar an?
- Klingt das wie meine eigene Stimme oder wie die Stimme einer anderen Person?

Wenn es sich nach einer fremden Stimme anhört:

Hört sich diese Stimme männlich oder weiblich an, erwachsen oder kindlich?
Kenne ich diese Stimme?
Kenne ich diese Kommentare von früher?
Wer hat das früher zu mir gesagt?
Hatte dieser Mensch immer recht oder erinnere ich mich, dass er / sie auch mal unrecht hatte?

Im therapeutischen Setting fragen wir auf Grundlage der gegebenen Antworten weiter. Durch die Fragen und die Antworten versuchen wir zu verstehen, was innerlich abläuft. Nur über das eigene Verstehen können wir weiterfragen.

Wir können auch entweder direkt oder im Anschluss versuchen, **die negativen Sätze in positive Aussagen umzuformulieren**. Das sollten aber keine unrealistischen Wunschvorstellungen sein, sondern die neuen positiven Aussagen müssen mit der Realität übereinstimmen. Wenn unser Gehirn „merkt", dass positive Aussagen nicht stimmen, werden sie innerlich auch nicht aufgenommen. Ein Satz wie z. B. „Ich habe immer die Kontrolle" wird dann innerlich einfach nicht geglaubt.

Da „absolute" Aussagen nicht passen und manche gewünschten Ziele vielleicht noch nicht erreicht wurden, kann man diese „kleiner" machen und angemessen dosieren. Hier einige paar Beispiele:

Absolute Aussagen	**Realistische, positive Aussagen**
Ich muss immer perfekt sein.	Ich bin in Ordnung, so wie ich bin. Oder: Auch mit Fehlern bin ich o. k.
Ich habe mich richtig verhalten.	Ich habe das getan, was mir damals möglich war.
Ich finde mich toll.	Ich kann mich ein bisschen dafür akzeptieren, dass …
Ich kann mich wehren / abgrenzen / annehmen …	Ich kann lernen, mich zu wehren / mich abzugrenzen / mich anzunehmen … (Berücksichtigung einer möglichen Entwicklung).

Hier ein paar Beispiele für sinnvolle alternative Aussagen:

Thema Gefahr:

Absolute Aussagen	Alternative Aussagen
Ich bin in Gefahr.	Ich bin heute sicher.
Ich sterbe jetzt.	Ich habe überlebt. Ich lebe jetzt.
Ich werde keine Zukunft haben.	Ich kann meine Zukunft gestalten / beeinflussen.

Thema Schuld / Scham:

Absolute Aussagen	Alternative Aussagen
Ich bin schuld.	Ich habe getan, was ich konnte. Ich habe mich richtig verhalten. Ich übernehme für meinen Anteil Verantwortung. Ich habe daraus gelernt.
Ich habe kein Recht zu leben.	Ich habe ein Recht zu leben.
Ich mache alles falsch.	Ich tue mein Bestes.

Thema Handlungsfähigkeit:

Absolute Aussagen	Alternative Aussagen
Ich bin unfähig.	Ich bin kompetent. Ich bin fähig, etwas zu tun.
Ich schaffe nichts.	Ich kann es schaffen. Ich schaffe es. Ich kann es lernen.
Ich mache alles falsch.	Ich habe es richtig gemacht. Ich mache es (heute) richtig. Ich tue, was ich kann.
Ich muss perfekt sein.	Ich darf auch Fehler machen. Ich bin in Ordnung, so wie ich bin.
Ich bin hilflos, ausgeliefert.	Ich bin heute handlungsfähig.

Thema Selbstwert:

Absolute Aussagen	Alternative Aussagen
Ich bin nicht richtig / nicht in Ordnung.	Ich bin o.k., so wie ich bin. Ich bin richtig.
Ich bin nicht liebenswert.	Ich bin so gut wie andere. Ich bin liebenswert.

Es kann hilfreich sein, erst die negativen Sätze aufzuschreiben und dann positive Sätze zu formulieren, in denen zum Ausdruck kommt, wie ich heute über mich denken möchte. Die negativen Sätze sollten im Anschluss vernichtet werden (s. o.), denn wenn wir aufgeschriebene Gedanken wegwerfen, werden wir sie tatsächlich eher los (Ankowitsch 2015). Positive Sätze hingegen werden natürlich aufgehoben. Lassen Sie sie in Ihrem Alltag sichtbar werden: am Spiegel, am PC, im Handy und / oder als Zettel im Portemonnaie etc.

Wenn Sie mündlich an den negativen Sätzen arbeiten, kann es hilfreich sein, die negativen, belastenden Sätze mithilfe von „komischem Sprechen" (Henderson 2001) (siehe Seite 40) auszusprechen. Allein dadurch entsteht mehr Abstand (siehe Kapitel 3). Beim „komischen Sprechen" klemmen wir die Zunge hinter die unteren Schneidezähne, was deutliche Auswirkungen auf die Aussprache hat. Um sich innerlich abzugrenzen und mehr mit der eigenen Stärke zu verbinden können Sie auch „Pe!" (siehe Kapitel 6, Seite 83) nutzen.

10.7 Imaginative Strategien

Was sind (innere) Anteile?

Keiner von uns erlebt nur positive Situationen. Auch Negatives, etwa Ablehnung, Misslingen, Krankheiten, Tod und Einschränkungen gehören zum Leben dazu. Entscheidend ist jedoch, ob wir bei diesen Erlebnissen unterstützt oder alleingelassen wurden und in welchem Lebensalter wir die Erfahrungen machen mussten. Je früher etwas passiert, je schlimmer es ist und je geringer die Unterstützung ist, umso größer ist die Wahrscheinlichkeit, dass dieses Erleben überhaupt nicht oder nicht vollständig verarbeitet werden kann.

Wenn wir in Kontakt mit unverarbeiteten, belastenden Erlebnissen kommen, dann entsteht manchmal der Eindruck, als hinge ein Teil der Person noch immer in diesem Erleben „fest“ und sei vom weiteren Leben abgekoppelt. Gefühle, Reaktionen und Denken dieses Teils ähneln dem früheren Erleben. Auch scheint dieser Teil nur eingeschränkt handlungsfähig zu sein, eher dem damaligen Alter entsprechend.

Der Kontakt zu den unverarbeiteten Erlebnissen entsteht durch Ähnlichkeiten im heutigen Erleben, und sie schaffen Verbindungen zu damals: ein ähnlicher Ort, eine vergleichbare Gegend, ein ähnlich aussehender Gegenstand bzw. ähnlich aussehende Menschen; aber auch ähnliche Geräusche, eine ähnliche Stimmlage oder ähnliche Aussagen. Es können auch ähnliche Gerüche sein, ein ähnliches Körperempfinden oder ähnliche Gefühle.

Wie können wir nun Vorstellungen nutzen, um mit diesen alten Gefühlen und Empfindungen umzugehen bzw. sie heute zu verändern und zu verarbeiten?

Was lösen die Gefühle an inneren Vorstellungen aus?

Wenn die Gefühle aus der Kindheit kommen, kann es hilfreich sein, sich klarzumachen, dass sie in der Vergangenheit, in einer jüngeren Version der heutigen Person entstanden sind. Dies kann zu der Vorstellung führen, dass es jüngere innere Anteile gibt oder innere Kinder. Es geht keineswegs darum, jemandem solche Anteile einzureden; es geht vielmehr darum zu überprüfen, wie aktuelle Gefühle wahrgenommen werden:

- „Wenn ich mein Gefühl wahrnehme, fühle ich mich dann erwachsen (meinem jetzigen Alter entsprechend) oder deutlich jünger?“
- „Und wenn ich mich jünger fühle, wie alt fühle ich mich dann?“

Wenn Sie sich jünger, vielleicht sogar kindlich fühlen, aber keine Altersangabe machen können, prüfen Sie, wie groß sich der Körper jetzt anfühlt (mit der Hand zeigen: Größe vom Boden aus).

Wenn sich das Gefühl jünger anfühlt, dann prüfen Sie, ob eine bildliche Vorstellung entsteht, wenn Sie dem nachspüren (bewusst damit in Kontakt gehen). Häufig kommt es zu einer bildlichen Vorstellung von einem Kind in ungefähr diesem Alter. Über die bildliche Vorstellung können Sie nachspüren, wie es diesem Kind in Ihrer Vorstellung geht. Fühlt es sich verlassen, einsam, abgelehnt, traurig, verzweifelt, oder ist es wütend oder trotzig oder völlig überfordert?

Mit der bildlichen Vorstellung lässt sich im **therapeutischen Setting** leichter arbeiten, denn das ist bereits eine Distanzierung, eine Wahrnehmung aus einer Beobachterposition heraus. Bildliche Vorstellungen helfen aber natürlich auch, wenn Sie alleine versuchen, diese Gefühle einzuordnen und darauf zu reagieren. Die Frage lautet dann nicht: „Was brauche ich?“, sondern: „Was würde das Kind jetzt brauchen?“

- Braucht das Kind Versorgung, Trost, Liebe, Unterstützung oder Zustimmung?
- Und wer kann das dem Kind geben? Bin ich dazu selbst in der Lage, oder soll das besser ein vorgestellter (imaginierter) Helfer sein?

Je weniger positive Erlebnisse es von guter Versorgung und Unterstützung in der Kindheit gab, umso schwerer fällt es Betroffenen, die wahrgenommenen kindlichen Bedürfnisse in der Vorstellung selbst zu erfüllen. Das ist normal. Es fehlen dann einfach gute Vorbilder und die Erfahrung, dass kindliche Bedürfnisse ernst genommen, geachtet, gewürdigt und gut versorgt werden.

Wenn es Ihnen also selbst schwerfällt, das Kind zu versorgen, können Sie mit der Vorstellung arbeiten, dass jemand anderes diese Aufgabe übernimmt. Diesen Versorger bezeichnen wir als „inneren Helfer“ oder „inneren Coach“ (siehe auch Kapitel 6). Die Helferfigur darf ein Mensch sein, aber auch ein Tier, selbst ein Stofftier, eine religiöse Vorstellung (z. B. Engel) oder eine Fantasievorstellung (z. B. Drache, Fee, Hexe u. Ä.). In jedem Fall muss die Helferfigur sprechen können, denn häufig fehlten dem Kind in der Vergangenheit Ansprache, Erklärungen oder Trost.

Die vorgestellte Helferfigur sollte kein realer Mensch sein, der in der Gegenwart eine Rolle in Ihrem Leben spielt. Niemand schafft es, immer alle Bedürfnisse richtig wahrzunehmen und adäquat zu beantworten. Falls es mit dieser Person im Alltag Enttäuschungen gäbe, würde sich das auf die innere Helferfigur übertragen. Wir können aber positive Eigenschaften einer geliebten bzw. geschätzten Person auf den Helfer übertragen, z. B. auf eine idealisierte Mutter- oder Vaterfigur, eine Kinderfrau, Opa oder Oma u. Ä.

Imaginatives Arbeiten mit dem inneren Helfer in der Therapie

Wenn wir im therapeutischen Setting anfangen, mit Helferfiguren zu arbeiten, gehen wir schrittweise vor. Zuerst erarbeiten wir, wie es dem verletzten inneren Anteil jetzt geht. Dann besprechen wir, was er brauchen würde, damit es ihm besser gehen kann. Schließlich klären wir, welcher Helfer hier gebraucht wird.

An dieser Stelle können wir prüfen, ob es in der Kindheit oder Jugend bereits einen fantasierten Helfer gab. Häufig spiegeln sich hier Figuren aus Kinderbüchern wider (z. B. Indianer, Ronja Räubertochter, die kleine Hexe, Pipi Langstrumpf, Obelix, Harry Potter …). Wir klären dann, ob diese Helferfigur wieder aktiviert werden kann. Wenn sich aus diesem Reservoir kein Helfer ergibt, besprechen wir, wer ein

Helfer sein kann und wie er aussehen würde. Wenn keine Vorstellungen auftauchen, können wir als TherapeutInnen Vorschläge machen. Es sollten aber mindestens drei Vorschläge sein, damit deutlich ist, dass es Wahlmöglichkeiten gibt.

Gibt es die Vorstellung von einem Helfer, besprechen wir, wie sich dieser dem verletzten Anteil nähern kann: Setzt er sich zu dem Kind, geht er vor ihm in die Hocke, schüttelt er die Hand oder winkt er ein „Hallo"? Und wir fragen nach, ob das auch gelingt.

Dann besprechen wir, wie der Helfer Kontakt zu dem verletzten Anteil aufnimmt. Durch Ansprache? Stellt sich der Helfer vor? Wie spricht er das Kind an? Sagt er, dass er das Kind verstehen kann? Etc. Und gibt es Blickkontakt oder Berührung oder alle drei Möglichkeiten? Und in welcher Reihenfolge? Gelingt diese Vorstellung? Und wie reagiert der verletzte Anteil in der Vorstellung darauf?

Wenn rückgemeldet wird, dass der verletzte Anteil nicht reagiert, also keine Beruhigung eintritt, fragen wir nach, was der Helfer genau getan und gesagt hat. Häufig sind die ersten Versuche nicht wirklich geduldig und liebevoll, sondern folgen eher dem Muster aus der Kindheit, etwa dass sich das Kind nicht so anstellen soll oder dass es doch nicht so schlimm war. Das ist nicht weiter verwunderlich, denn es ist viel leichter, das zu tun, was von früher her bekannt ist, als neue Wege zu beschreiten. Also bitte humorvoll reagieren und einen neuen Versuch starten im Sinne, was eher beruhigen, trösten oder helfen könnte.

Manchmal geht der Helfer auch zu schnell vor und will z. B. das verletzte Kind gleich in den Arm nehmen, was auch in der Realität kaum funktionieren würde. Ein Fremder kann ein Kind nicht einfach trösten, indem er es sofort in den Arm oder hochnimmt, ohne vorher Kontakt herzustellen und Vertrauen aufzubauen. Wir können unsere Vorstellungen an unseren Erfahrungen mit Kindern überprüfen: Wodurch lässt sich ein Kind beruhigen und trösten? Nur was in der Realität klappen würde, hat eine Chance, innerlich in der Vorstellung zu wirken. Denn natürlich überprüft unser Gehirn die Fantasien an den eigenen Erfahrungen.

Ist der Kontakt etabliert, kann man zusammen erarbeiten, welche verbalen Botschaften der verletzte Anteil braucht:

- Eine Anerkennung, dass die Gefühle berechtigt sind?
- Die Botschaft, dass der Helfer bei dem Kind bleibt, sich um es kümmert?
- Die Zusage, dass diese schwere Zeit zu Ende ist?

Bei unverarbeiteten Ereignissen hängt ja der innere Anteil in der alten Erfahrung fest. Es gibt keine automatische zeitliche Orientierung in die Gegenwart, sondern die alte Erfahrung wird innerlich wie in einer Endlosschleife erlebt (siehe Kapitel 2). Gibt es eine Idee, was der Helfer sagen kann? Wenn ja, dann fordern Sie dazu auf, nach innen Kontakt aufzunehmen und den Helfer die Botschaft weitergeben zu lassen. Und fragen Sie wieder nach, wie der verletzte Anteil darauf reagiert hat: Hat er es verstanden und glaubt er es auch? Je schwieriger das ursprüngliche Erleben war und je heftiger die emotionale Reaktion jetzt ist, umso häufiger muss manchmal eine Botschaft wiederholt werden, bis sie schließlich tatsächlich emotional ankommt.

Wenn der Auslöser in der Gegenwart eine Reaktion, eine Klärung oder Abgrenzung erfordert, dann kann es wichtig sein, dem verletzten Anteil zuzusichern, dass die Erwachsene sich heute darum kümmern wird. Je besser dies tatsächlich möglich ist, umso eher wird diese Botschaft auch beruhigen. Je weniger dies real gelingt, umso weniger wird diese Zusicherung zur Beruhigung beitragen. Dann wäre es wichtig, auch äußerlich für Hilfe zu sorgen.

Rettungsgeschichte

Wie wirkt die Übung?

Die oben beschriebene Form der Beruhigung von verletzten Anteilen kann man auch als Geschichte konstruieren. Die Methode der Rettungsgeschichte geht auf Debra Wesselmann (2003) zurück, die in den USA in einem Zentrum für Pflege- und Adoptivkinder arbeitet.

Wie funktioniert die Übung?

Bei dieser Übung erklären wir der Klientin, dass wir für den verletzten Anteil aus der Vergangenheit eine Rettungsgeschichte entwickeln wollen. Die Entwicklung einer Geschichte schafft Abstand zum Erleben. Die Geschichte wird in der dritten Person erzählt, nicht in der Ichform. Auch das hilft, Abstand zu der Belastung herzustellen. Der Anfang mit der belastenden Situation soll nur kurz beschrieben werden, wie es der Person, dem Kind damals ging (ein bis zwei Sätze).

Im **therapeutischen Setting** schreibt die Therapeutin dabei die Geschichte auf. Wenn Sie es **alleine durchführen**, dann nehmen Sie sich die Zeit und formulieren Sie eine Geschichte, die Sie aufschreiben und an der Sie rumfeilen können, bis Sie ganz mit der Version zufrieden sind.

Wenn die belastende Situation kurz beschrieben wurde (z. B.: Das kleine Mädchen verstand nicht, warum die Eltern so viel stritten, und fühlte sich dafür verantwortlich.), dann fragen wir im Anschluss, welcher Helfer in der Vergangenheit bei dem Kind auftauchen soll. Der Helfer kann eine Person, ein Wesen, ein Tier oder eine Figur aus einer religiösen Vorstellung sein. Der Helfer muss reden können.

Wir fragen, wie der Helfer auftaucht und wie er sich vorstellt.

Der Helfer soll dem Kind Anerkennung zollen im Sinne, dass er verstehen kann, wie schwer es für das Kind war in der Situation und dass es getan hat, was es konnte.

Die nächste wichtige Botschaft ist: Diese Zeit ist bereits vorbei. Das Leben ist weitergegangen. Das Kind ist inzwischen erwachsen. An dieser Stelle muss man klären, ob wichtige Stationen des Lebens kurz beschrieben werden sollen oder ob es reicht, die Gegenwart zu beschreiben, immer mit Betonung von Erfolgen bzw. guten Entwicklungen.

Dann wird geklärt, wie der Helfer jetzt mit dem Kind in die Gegenwart zum sicheren Ort kommt: Fliegen sie dorthin, gibt es Feenstaub, Siebenmeilenstiefel etc.? Können beide in einem Schritt von der Vergangenheit in die Gegenwart kommen oder müssen beide (andere) prägnante Stationen des Lebens anschauen?

Dann wird geklärt, wie der sichere Ort in der Gegenwart aussieht. Wenn das Kind klein ist, dann braucht es dort einen versorgenden Helfer. Wenn es sich um eine Jugendliche handelt, dann ist dies nicht unbedingt notwendig. Am Ende wird noch geklärt, ob das Kind die Erwachsene jetzt kennenlernt oder noch nicht.

Am Ende wird die Geschichte noch einmal kritisch vorgelesen und geprüft, ob sie so stimmt. Korrekturen werden eingearbeitet, und am Ende kann die Geschichte mitgegeben werden. Sie kann dann bei Belastungen wieder gelesen werden.

> Im Anhang finden Sie **Arbeitsblatt 5** (Seite 185 ff.) mit einer Anleitung zur Rettungsgeschichte.

!

11. Sich mit seinen Stärken verbinden

Eine Traumatisierung teilt das Leben in ein „Davor“ und ein „Danach“. Häufig wird der Zugang zu Fähigkeiten, Ressourcen, positiven Stimmungen und Glaubensüberzeugungen erschwert oder geht ganz verloren. Was wir aber einmal gelernt haben, verlieren wir nicht wirklich, auch wenn der Zugang erschwert ist. Und wir können sogar Neues lernen und uns weiterentwickeln. Dies kann bereits beginnen, bevor das traumatische Erleben vollständig verarbeitet wurde. Und auch danach kann der Prozess noch weitergehen und sowohl die eigene Person betreffen als auch die Beziehungen zu anderen Menschen. Viele kleine Schritte können diese Entwicklung unterstützen. Wir möchten Ihnen Mut machen, diesen Weg zu gehen und auszuprobieren, was für Sie hilfreich ist.

11.1 Lächeln und Lachen

Wieso ausgerechnet Lächeln und Lachen nach Traumatisierungen? Weil beides ausgesprochen gesund ist und den Zugang zu anderen Menschen erleichtert.

Wenn wir lächeln und lachen, wirkt das sowohl auf uns selbst als auch auf Menschen in unserer Umgebung. Es regt in uns Nervenkreisläufe an, wirkt auf die Amygdala, reduziert Stress, stärkt das Immunsystem und fördert Einfühlungsvermögen und Empathie (Newberg & Waldman 2010). Der buddhistische Lehrer Thich Nhat Han empfiehlt eine „Lächel-Meditation“ für die freien Minuten im Alltag, z. B. im Aufzug, in der Schlange vor der Kasse, im Stau oder vor der roten Ampel usw. Lächeln entspannt und ist ansteckend.

Kinder lachen noch rund 400 Mal am Tag spontan, Erwachsene nur noch ungefähr 15 Mal (Merkle 2018). Beim Lachen werden ungefähr 300 Muskeln aktiviert, davon im Gesicht alleine 17. Herzhaftes Lachen aktiviert den ganzen Körper, regt den Kreislauf an und fördert die Durchblutung, führt zu einer verstärkten, schnellen Atmung mit mehr Sauerstoffaufnahme, und im Anschluss kommt es dann zu einer Entspannung. Während des Lachens werden Endorphine („Glückshormone“) ausgeschüttet, und die Adrenalinausschüttung („Stresshormone“) wird unterdrückt. Diese kurzfristigen Veränderungen können sich sogar auf die Schmerzwahrnehmung auswirken. Zudem regt das Lachen die Bildung von Antikörpern an, die gegen Bakterien und Viren wirken.

Lachen ist ansteckend und in Gemeinschaft leichter als alleine. U.a. **Lach-Yoga-Clubs** machen sich diese Tatsache zunutze. 1995 verband der indische Arzt Dr. Kataria die Tiefenatmung aus Yoga mit Dehn- und Lachübungen sowie einfachen Rollenspielen. Das so entstandene Lach-Yoga lädt zum kindhaften, spielerischen und absichtslosen Lachen ein. Inzwischen gibt es in vielen Städten Lach-Yoga-Clubs, die dazu einladen, zu einer Stunde kostenlosen Lachens zusammenzukommen.

Lach-und-Seufz-Übung

Diese Übung kann gut in **Gruppen** eingesetzt werden.

Mit allen Fingern der rechten Hand umfassen wir den kleinen Finger der linken Hand, lächeln dann müde und schauen die anderen an. Dann umfassen wir mit allen Fingern der rechten Hand den linken Ringfinger und lächeln breiter, wieder mit Blick zu den anderen. Dann wird der Mittelfinger umfasst, und jetzt lachen wir leise, dann umfassen wir den Zeigefinger und lachen laut. Zum Schluss wird der Daumen der linken Hand umfasst und wir lachen schallend.

Dann seufzen wir dreimal hintereinander.

Anschließend wechseln wir die Hände und umfassen mit allen Fingern der linken Hand den rechten kleinen Finger, wieder mit einem müden Lächeln. Dann den Ringfinger zusammen mit einem leisen Lächeln, den Mittelfinger mit einem leisen Lachen, den Zeigefinger mit einem lauten Lachen und den Daumen mit einem schallenden Lachen verbinden. Den Blick zu den anderen nicht vergessen, das hilft, ins Lachen reinzukommen.

11.2 Selbstverteidigung

Für Menschen, die körperliche oder sexuelle Gewalt erfahren haben, kann es ausgesprochen hilfreich sein, **Selbstverteidigungstechniken** zu erlernen. Über frühe und lang anhaltende Gewalterfahrungen ist ihnen vermittelt worden, dass Gegenwehr nichts nützt. Kleine Kinder haben Erwachsenen gegenüber ja wirklich keine Chance. In Selbstverteidigungskursen geht es darum, das vorhandene Potenzial zu nutzen und das auszubauen, was *heute* möglich ist.

Es gibt Gruppen nur für Frauen oder gemischte Gruppen. In einem guten Selbstverteidigungskurs werden nicht nur Übungen zur körperlichen Abgrenzung und Verteidigung vermittelt, sondern es wird auch an der inneren Haltung gearbeitet, sich wehren zu können und zu dürfen, die Stimme einzusetzen, sowie an Strategien zur

Deeskalation. Ein konstruktiver Umgang mit Aggression wird gezeigt und erlernt. Es geht nicht um Wettkampf, sondern um eine positive Wirkung, die sich im gemeinsamen Üben und im Erlernen neuer Strategien entfaltet (Nolte 2018).

Wer Spaß daran findet, kann auch regelmäßig **Kampfsport** betreiben, auch hier gibt es unterschiedlichste Möglichkeiten. Probieren Sie aus, was Ihnen liegt: eher sehr kraftvolle Varianten wie beispielsweise Karate, Judo und Kickboxen oder lieber sanftere Formen wie Tai-Chi oder Qigong. Sanft heißt keineswegs weniger wirksam, und bei körperlichen Beschwerden oder Schmerzzuständen können diese Ansätze sinnvoller sein. Es geht darum, Vertrauen zum eigenen Körper und zur eigenen Wirksamkeit aufzubauen. Natürlich wird auch hier Stress ab- und Kondition aufgebaut. Außerdem werden Herz und Kreislauf trainiert. Und das Training in der Gruppe bietet auch in diesem Fall ein Gemeinschaftserleben.

Die Grundlage vieler Kampfkünste ist übrigens ein stabiler Stand. Dieser zentriert und ermöglicht einen Kontakt mit der eigenen Mitte. Die Verwurzelung im Stehen wirkt Ängsten, Verwirrung und Grübeln entgegen (siehe auch „Baum-Übung“ und „Wurzeln entwickeln“, Seite 163 f.).

11.3 Sich an gute Momente erinnern

In belastenden Erinnerungen bleiben wir häufiger eher stecken, als dass wir uns immer wieder über angenehme Erlebnisse freuen. Doch wir alle erleben auch Schönes, und es gibt verschiedene Möglichkeiten, dem Gehirn beim „positiven“ Erinnern auf die Sprünge zu helfen.

Dankbarkeitstagebuch

Vorbereitung: Suchen Sie sich ein schönes Heft oder Einschreibebuch aus.

Nehmen Sie sich abends, vor dem Zubettgehen Zeit, über den Tag nachzudenken. Konzentrieren Sie sich dabei auf die schönen Erlebnisse. Das müssen keine großen Dinge sein. Sie werden feststellen: Im Lauf des Tages sammeln sich etliche schöne Momente an, die man meist allzu schnell wieder vergisst. An diese Begebenheiten erinnern Sie sich und tragen sie nun in Ihr Buch ein.

Es ist also kein normales Tagebuch, das Sie führen, sondern Sie notieren wirklich nur die erfreulichen Sachen in Ihr Buch oder Heft. Wie ausführlich Sie darüber schreiben, entscheiden Sie natürlich selbst. Es reicht allerdings nicht, nur eine Überschrift zu formulieren. Besser funktioniert es, wenn Sie auch die Einzelheiten aufschreiben, die dazu beigetragen haben, dass Sie das Ereignis als so schön erlebt haben.

Vielleicht finden Sie ja auch mehr als ein Ereignis pro Tag, das Sie notieren können.

Erbsen-Übung

Anleitung

Wenn Sie nicht so gerne schreiben, dann versuchen Sie es vielleicht mal mit Erbsen.

Stecken Sie sich morgens fünf (oder auch mehr) Erbsen in die linke Hosentasche. Wann immer Sie im Lauf des Tages etwas Schönes erleben, wandert eine Erbse in Ihre rechte Hosentasche. Abends vor dem Zubettgehen holen Sie die Erbsen aus der rechten Tasche und vergegenwärtigen sich noch einmal, was Sie Schönes und Erfreuliches an diesem Tag erlebt haben. Jede Erbse steht für ein positives Erlebnis.

Am nächsten Morgen packen Sie wieder alle Erbsen in die linke Hosentasche. Seien Sie neugierig und gespannt, was Ihnen Erfreuliches an diesem Tag begegnen wird.

Anmerkung: Es sind sicher auch andere Aufbewahrungsorte für die Erbsen vorstellbar. Allerdings sollten Sie wirklich im jeweiligen Moment auf sie zugreifen können.

Wie wirkt die Übung?

Durch die bewusste „Vorbereitung" mit den Erbsen stimmen Sie nicht nur sich selbst auf die Möglichkeit einer positiven Erfahrung ein, sondern auch Ihr Gehirn. Sie halten es grundsätzlich für möglich, dass etwas Gutes passiert – und entsprechend steigt auch die Wahrscheinlichkeit, dass es eintritt. Es gibt „große" Freuden, für die man dankbar sein kann, es gibt aber auch viele kleine. Seien Sie achtsam, auf was Sie zuerst treffen.

11.4 Imaginative Strategien zur Erinnerung an gute Momente

Nach einer Traumatisierung ist die gesamte Wahrnehmung vorwiegend auf die Abwehr von Negativem und Gefahr ausgerichtet. Leicht entfallen uns deshalb Erinnerungen an „gute Momente", an die großen und kleinen Sternstunden.

Überlegen Sie mal: Würdigen Sie eigentlich, was Sie Tag für Tag gut hinbekommen, Ihre alltäglichen „Heldentaten"? Wohl eher nicht, schließlich ist das „selbstverständlich" bzw. nicht besonders erwähnenswert. „Vorher", also vor der belastenden Erfahrung, haben Sie das doch auch geschafft. Nach dem Motto „Eigenlob stinkt" neigen sehr viele Menschen dazu, sich nicht für ihre Erfolge bzw. mutigen Schritte selbst zu loben bzw. diese nicht zu feiern. Dabei geht es darum, Dinge zu tun, die Sie nun prinzipiell mehr ängstigen. „Tun trotz Angst" – das bezeichnen wir als erwähnenswerte Heldentat.

Das Ergebnis, also was Sie wie gut erledigt haben, steht gar nicht so sehr im Vordergrund. Viel wichtiger ist: Durch Ihr Tun erweitert sich Ihr Handlungsspielraum. Es ist ein Schritt gegen die einschränkende Angst und eine Möglichkeit, zu wachsen bzw. über sich selbst hinauszuwachsen. Sie erleben innere Freiheit und verbinden sich mit Ihren Stärken und Ihrem Potenzial.

Genau diesen Zweck haben auch die „Erinnerungsübungen": Diese Momente der inneren Freiheit und Kraft bewusst wahrzunehmen und die Stärke wieder in uns zu aktivieren.

Sich selbst gute Momente zu vergegenwärtigen ist wirkungsvoll. Teilt man sie jedoch mit jemandem, der sich mit einem freut und das Ergebnis würdigt, dann wird das eigene Erleben deutlich stärker. Also macht es durchaus Sinn, Erinnerungsübungen als Partnerübungen durchzuführen.

In vielen Therapie- und Coaching-Ansätzen nutzt man die „gute Erinnerung", um vor einer „Herausforderung" einen guten inneren Zustand herzustellen.

Hierzu einige Beispiele:

- „Moment of Excellence" im NLP (Neurolinguistisches Programmieren),
- positive Screen-Technik,
- „Position of Power" (Popky),
- Körper-Ressource (nach Grant) als Ressourcentechniken im EMDR (Rost 2014).

Aktivierung der guten Erinnerung

Wie wirkt die Übung?

Sie erinnern sich mit allen Sinnen an eine Situation, in der Sie ganz leicht und selbstverständlich eine Fähigkeit zur Verfügung hatten, die Sie jetzt auch wieder brauchen könnten, z. B. Gelassenheit, Entspannung, Leichtigkeit, routinierte Sicherheit, Freude, Hoffnung, Redetalent, Mut, die Fähigkeit zur Abgrenzung usw.

Vielleicht finden Sie keine Situation, in der Ihnen eine Fähigkeit „voll ausgeprägt" zur Verfügung stand. Dann eignet sich auch ein besonderer „kleiner" Moment, in dem es Ihnen z. B. möglich war, sich ein bisschen zu entspannen.

Anleitung

Nehmen Sie sich Zeit und versetzen Sie sich wieder in diese gute Situation hinein. Gehen Sie sie Schritt für Schritt durch und suchen Sie nach dem „allerschönsten" Moment. Dass Sie ihn gefunden haben, spüren Sie auch körperlich. Auf den Kontakt mit dieser Erinnerung spricht Ihr Körper an, und etwas von dem guten Gefühl wird so wieder spürbar. Sie erzeugen quasi einen „positiven Flashback". Von außen ist dies manchmal an einer Veränderung in der Mimik und Körperhaltung sichtbar.

Im therapeutischen Setting beginnen wir meistens damit, die Situation bildlich – und wie in der Gegenwart – beschreiben zu lassen:

- Wo waren (sind) Sie?
- Was war (ist) da geschehen?
- Was haben Sie in der Situation gesehen, gehört, gefühlt? (Was sehen, hören und fühlen Sie?)
- Gab (gibt) es in dem Raum, an dem Ort einen besonderen Geruch?
- Gibt es für Sie eine Bewegung, die mit der Situation und dem Gefühl verbunden ist?
- Wenn Sie für sich diese Bewegung gefunden haben, dann führen Sie sie aus, um das Gefühl noch weiter zu verstärken.
- Was genau ist das Angenehmste, Beste oder Schönste an dieser Erinnerung?
- Was genau haben Sie in diesem Moment gefühlt, gehört, gespürt, gesehen und/oder geschmeckt? Etwas Stilles/Bewegungsloses oder etwas Bewegtes?

Beispiel:

Sie haben eine gelungene Präsentation gehalten und sind stolz darauf. Sie erinnern sich an Ihren stabilen Stand, sehen wieder das aufmerksam lauschende Publikum, hören noch einmal das Geräusch des Projektors neben sich, erinnern sich an Ihren Redefluss und wie gut Sie auf Fragen geantwortet haben. Der schönste Moment: Sie sind fertig, die Anspannung fällt ab, das Publikum applaudiert, und innerlich breitet sich ein warmes Gefühl von Freude und Erleichterung aus.

Dieser Moment wird im Körper verankert, z. B. mit einem Wort, das das Empfinden beschreibt, mit einem Symbol, einer Bewegung, einer Berührung (z. B. der eigenen Hand) oder durch eine hypnotherapeutische Intervention.

Unser Gehirn verknüpft Dinge und Aktivitäten miteinander, die wir gleichzeitig ausführen. So funktioniert auch das Prinzip der Verankerung: Erinnerung und gleichzeitig eine Berührung. Berührt man später die Körperstelle, wird auch die Erinnerung wieder aufgerufen („What fires together wires together“; Hebb 1949). Deshalb ist es wichtig, dass Sie selbst (als KlientIn) die Berührung an der ausgewählten Stelle setzten, und nicht jemand anderes, beispielsweise die TherapeutIn.

Ankern: Anleitung

- Wenn Sie jetzt noch einmal an diesen schönsten Moment denken, gibt es ein Wort oder ein Symbol, das Sie spontan damit verbinden?
- Oder möchten Sie lieber eine Bewegung ausführen, wenn Sie jetzt noch einmal mit diesem schönsten Moment in Kontakt gehen, z. B. einen Finger festhalten oder reiben, sich ans Ohrläppchen fassen oder etwas Ähnliches?
- Nehmen Sie jetzt noch einmal Kontakt zu Ihrem schönsten Moment auf, rufen Sie ihn sich noch einmal mit allen Einzelheiten ins Bewusstsein und sagen sich innerlich Ihr Wort oder stellen sich Ihr Symbol vor oder machen dabei die von Ihnen gewünschte Bewegung, um eine Verbindung zwischen beiden herzustellen.
- Und wenn Sie die Erinnerung wieder aufrufen wollen, dann sagen Sie sich Ihr Wort, denken Sie an Ihr Symbol oder machen Sie Ihre Bewegung und denken dabei wieder an den schönsten Moment.

Der Anker ist eine Abkürzung, um den gewünschten Zustand schneller wiederherstellen zu können. Das Auslösen des Ankers sollten Sie üben, wenn Sie Ruhe haben. Unter Stressbedingungen fällt das erstmalige Erinnern sehr viel schwerer.

Absorptionstechnik

Wie wirkt die Technik?

Auch die Absorptionstechnik (Hofmann 2014) aus dem EMDR arbeitet mit der Aktivierung positiver Zustände. Diese Übung wird im therapeutischen Setting eingesetzt. Hier beschreiben wir eine Version ohne bilaterale Stimulation, damit sie auch von TherapeutInnen genutzt werden kann, die nicht in EMDR ausgebildet sind. In der Absorptionstechnik werden gleich drei gute Zustände aktiviert und miteinander kombiniert.

Wie funktioniert die Technik?

- Ausgangspunkt ist ein Problem oder eine schwierige Situation in der Gegenwart, die durch Triggerung traumatischer belastender Erinnerungen erschwert wird. Zuerst wird die Belastung überprüft, die die Vorstellung jetzt auslöst. Dabei wird eine Skala von 0–10 benutzt, wobei 0 keine Belastung bzw. neutral darstellt und 10 die schlimmste Belastung, die vorstellbar ist.
- Dann fordern wir die KlientIn auf, drei spezifische und möglichst unterschiedliche Eigenschaften zu nennen, die in dieser Situation helfen könnten, z. B. Ruhe, Gelassenheit, Freude, Mut, die Fähigkeit, sich abzugrenzen, usw.
- Dann suchen wir eine Situation aus der Vergangenheit, in der eine der gewünschten Eigenschaften erlebt wurde. Diese Situation wird ausführlich und sinnesspezifisch (Sehen, Hören, Spüren, Riechen, Handeln) beschrieben, sodass sich – wie zum Beweis – das Körpergefühl dieser Situation einstellen kann.
- Diese individuelle Situation bekommt eine „Überschrift". Außerdem wird die Körperregion benannt, an der das Gefühl am intensivsten (und angenehmsten) spürbar ist.
- Überschrift, Körperregion und die jeweilige Eigenschaft sollten schriftlich festgehalten werden, damit die richtige Wortwahl erinnert wird.
- Die KlientIn wird gebeten, drei bis fünf tiefe gleichmäßige Atemzüge auszuführen, während sie sich auf die Überschrift und die Körperregion mit dem angenehmen Gefühl konzentriert und in der Vorstellung den Atem dorthin lenkt. Auch ohne die für das EMDR typische Verstärkung durch bilaterale Stimulation kann das Gefühl durch die Atmung intensiver werden.
- Dieser Ablauf wird für alle drei Eigenschaften nacheinander durchgeführt. Meistens ist spürbar, wie sich die Stimmung hebt, wenn diese erinnerten Ressourcen quasi in den Raum geholt werden.
- Jetzt wiederholt die TherapeutIn langsam die neun Worte (drei Eigenschaften, drei Überschriften und drei Empfindungen in bestimmten Körperregionen) und lädt dazu ein, diese gleichzeitig wahrzunehmen. Die KlientIn wird aufgefordert, dabei langsam und tief zu atmen.
- Aus diesem (kombinierten) Erleben heraus geht die KlientIn jetzt noch einmal in Kontakt mit der anstehenden schwierigen Situation bzw. dem Problem und überprüft, wie hoch jetzt noch die Belastung ist auf einer Skala von 0–10 (wobei 0 keine Belastung und 10 die höchste Belastung darstellt) und ob sie sich jetzt vorstellen kann, damit besser zurechtzukommen. Wir erwarten nach der Übung eine deutliche Reduktion der Belastung (von ein Drittel bis die Hälfte, manchmal sogar bis null bei sehr ressourcenstarken Menschen).

Beispiel:

„Erinnern Sie sich an die erste Situation mit der Überschrift ‚Ruhe', die Sie am Strand erlebt haben, mit diesem warmen, weichen, weiten Gefühl im Bauch, zusammen mit der zweiten Situation mit der Überschrift ‚Freude', am Tag kurz vor Ihrer Hochzeit mit der Vorfreude und diesem lustigen Kribbeln im Bauch, und diese noch einmal zusammen mit der dritten Situation mit der Überschrift ‚Mut', als Sie den Tandemsprung machten und die sichere Wärme im Rücken spürten. Nehmen Sie alles wahr und atmen Sie dabei langsam und tief. Und jetzt gehen Sie noch einmal in Kontakt mit der belastenden Situation. Wie hoch ist jetzt noch die Belastung auf der Skala von 0–10, wenn 0 keine Belastung hat und 10 die schlimmste Belastung ist, die Sie sich vorstellen können?"

Durch die Verbindung zu den drei Ressourcen vermindert sich normalerweise die Belastung deutlich. Sollte dies nicht der Fall sein, überprüfen Sie bitte, ob die gewählten Eigenschaften wirklich hilfreich für das Problem sind.

Diese Technik – wie auch andere Techniken – zielt darauf ab, über eine Veränderung der Gefühle zu einer belastenden Situation eine Verhaltensänderung zu erleichtern.

Baum-Übung: Kraft tanken

Wie wirkt die Übung?

Im Yoga ist die Baum-Übung eine einbeinige Gleichgewichtsübung. Die bekannteste Form der traumatherapeutischen Baum-Übung wurde von Luise Reddemann (2001) im Rahmen der Psychodynamisch-imaginativen Traumatherapie (PITT) formuliert. Es geht darum, sich imaginativ mit der Kraft eines Baumes zu verbinden und aus der Natur „genährt" zu werden. Die Übung kann im Sitzen, Stehen oder Liegen durchgeführt werden.

Anleitung:

Stellen Sie sich zunächst eine schöne Landschaft vor, in der Sie sich wohlfühlen und gerne aufhalten. Stellen Sie sich in dieser schönen Landschaft einen einzeln stehenden Baum vor, der Sie anzieht. Gehen Sie zu dem Baum und nehmen Sie Kontakt mit ihm auf. Betrachten Sie ihn ganz genau, den Stamm, die Wurzeln, seine Verästelungen, die Zweige und Blätter. Treten Sie näher heran und umfassen oder umarmen Sie den Baum, wenn Sie mögen. Sie können sich auch mit dem Rücken an ihn anlehnen. Nehmen Sie seinen Geruch wahr, spüren Sie die Rinde.

Wenn es Ihnen angenehm ist, werden Sie nun eins mit dem Baum, z. B. so, als ob Sie hineinsinken oder auf andere Weise eine tiefe Verbindung herstellen. Oder Sie stellen sich vor, wie es wäre, wie ein Baum zu sein.

Sie können dann als Baum erleben, was es heißt, Wurzeln zu haben und Energie und Nahrung aus der Erde aufnehmen zu können. Nehmen Sie Ihre Blätter wahr und deren Fähigkeit, Sonnenlicht in Energie zu verwandeln. Und stellen Sie sich die Wurzeln vor, über die Sie Wasser und Nährstoffe aufnehmen können.

Überlegen Sie sich nun, auf welche Art Sie selber genährt und versorgt werden möchten. Ist es körperliche Nahrung, Nahrung für die Gefühle, für den Geist oder für Ihr spirituelles Selbst? Benennen Sie dies so genau, wie es Ihnen möglich ist.

Erlauben Sie nun, mit dieser ausgewählten Nahrung genährt und gestärkt zu werden, und spüren Sie, wie dies geschieht. Nehmen Sie sich dafür Zeit. Wenn Sie zu neuen Kräften gelangt sind, nehmen Sie wahr, dass der Baum mit Stamm und Krone gewachsen ist. Auch Sie sind nun gestärkt, den Widrigkeiten des Lebens zu begegnen.

Treten Sie aus dem Baum heraus bzw. lösen Sie sich wieder von dem Baum. Bedanken Sie sich bei ihm für diese Erfahrung. Sie können wiederkommen, wann immer Sie das möchten.

Kommen Sie zurück in den Raum der Übung, strecken, dehnen und „räkeln" Sie sich wieder in die Gegenwart.

Wurzeln entwickeln

Wie wirkt die Übung?

Eine andere Variante der Baum-Übung bezieht sich eher auf die Fähigkeit, sich zu verwurzeln und zu erden. Dies ist u. a. deshalb wichtig und hilfreich, da Intrusionen „schnelle" Gedanken sind, die einen wie abheben lassen und dafür sorgen, dass man den Kontakt zum Boden verliert.

Anleitung

Stellen Sie sich mit beiden Füßen auf den Boden und suchen Sie sich einen sicheren Stand. Sie können sich auch an eine Wand anlehnen, das aber möglichst gerade bzw. aufrecht. Das Gewicht ist auf beiden Füßen gleichmäßig verteilt.

Nehmen Sie sich einen Moment Zeit, die Wahrnehmung auf den Körper auszurichten. Machen Sie einen kurzen Körpercheck von oben nach unten: Wie nehmen Sie gerade die einzelnen Körperteile wahr? Atmen Sie dabei ruhig und langsam: Gehen Sie vom Kopf über Nacken, Schulter, Arme, Hände, Rücken, Brust, Bauch, Hüfte, Oberschenkel, Knie, Unterschenkel bis zu den Füßen. Bleiben Sie mit Ihrer Aufmerksamkeit dann bei den Füßen. Spüren Sie, wie die Füße auf dem Boden stehen, der Ballen, die Zehen, die Ferse, die Seitenkante des Fußes. Richten Sie Ihre Aufmerksamkeit auf die Sohle, auf den Mittelpunkt des Fußes knapp unter dem Ballen. Stellen Sie sich vor, wie aus diesem Punkt Ihres Fußes heraus Wurzeln in die

Erde wachsen (durch alle Stockwerke hindurch bis in den Boden) und diese Wurzeln langsam und beständig tiefer und weiter wachsen, bis Sie sicher im Boden verwurzelt sind. Begleiten Sie das Wurzelwachstum mit tiefen Atemzügen. Mit jedem Ausatmen wachsen Sie weiter hinein, tief und breit in die Erde.

Atmen Sie nun quasi durch Ihre Wurzeln mit dem Einatmen die nährende heilsame Energie der Erde hoch in Ihren Körper durch die Füße, die Beine bis in den Bauch. Spannen Sie beim Hochatmen Ihre Beckenbodenmuskeln an und ziehen Sie diese Energie gleichsam nach oben. Nehmen Sie wahr, welche Farbe diese freundliche Erdenergie hat.

Mit dem Ausatmen lassen Sie den Beckenboden locker und schicken alle verbrauchte Energie, alles, was Ihr Körper gerade nicht braucht, wie einen Fluss durch Ihre Füße und Ihre Wurzeln zurück in die Erde, damit diese es in den Kreislauf des Lebens zurückführt.

Wiederholen Sie diesen Atemzyklus 10–15 Mal, solange es Ihnen angenehm ist.

Wenn Sie gut geerdet sind, können Sie die Übung an dieser Stelle beenden. Ziehen Sie dafür in Ihrer Vorstellung Ihre Wurzeln wieder zurück in Ihre Füße, bevor Sie sich wieder bewegen. Schütteln Sie sich zur Re-Orientierung kurz leicht und genussvoll. Überprüfen Sie, welche Veränderungen in Ihrer Befindlichkeit Sie bemerken.

Reise zum inneren Krafttier

Eine weitere Imaginationsübung bietet die Möglichkeit, eine innere Reise zu seinem „inneren Krafttier" zu unternehmen. Diese Technik wird u.a. in der Alchemistischen Hypnotherapie nach David Quigley oder als eine schamanische Traumreisetechnik gelehrt.

Anleitung

Legen oder setzen Sie sich entspannt hin und gehen Sie in der Vorstellung eine Treppe von zehn Stufen hinunter, die zu einer geschlossenen Tür als Zugang zu Ihrer inneren Welt führt. Gehen Sie mit jedem Ausatmen eine weitere Stufe hinunter, bis Sie an der Tür ankommen, und öffnen Sie diese. Betreten Sie damit Ihre innere Welt, in diesem Fall eine innere Landschaft, um Ihrem persönlichen Krafttier zu begegnen.

Suchen Sie sich in dieser Landschaft einen bequemen Platz und laden Sie Ihr Krafttier zu sich ein. Lassen Sie sich überraschen, welches Tier auftaucht. Der Vorteil in der inneren Welt ist, dass Sie mit den Wesen sprechen können. Treten Sie in eine persönliche Kommunikation mit dem Krafttier ein, fragen Sie nach seinen besonderen Stärken und wie es Sie in Ihrem Alltag unterstützen könnte. Laden Sie es ein, Sie in Ihrem Alltag zu unterstützen (wenn Sie das möchten).

Treffen Sie eine Vereinbarung, wie es sich Ihnen im Alltag bemerkbar machen und seine besonderen Qualitäten einbringen kann.

Dann bedanken Sie sich für seine Bereitschaft, Sie zu unterstützen, und verabschieden Sie sich. Gehen Sie zurück zur Tür, öffnen Sie sie, gehen Sie hindurch und schließen Sie wieder. Gehen Sie dann die Treppe wieder hinauf und atmen Sie für jede der zehn Stufen stärker ein.

Kommen Sie zurück in den Raum, in dem Ihre innere Reise begonnen hat.

Der innere Garten

Wie wirkt die Übung?

Michaela Huber (2003) hat den inneren Garten als einen sicheren schönen (intimen) Rückzugsort konzipiert, der durch eine Mauer oder einen Zaun beschützt ist und der über eine Tür verfügt, die nur Besucher hereinlässt, die explizit eingeladen werden. Dort können Sie sich kurzfristig (oder teilweise) in Sicherheit bringen, Abgrenzung üben und Ihre Privatsphäre genießen. Sie dürfen sich einen Garten ganz nach Ihrem eigenen Geschmack einrichten.

Anleitung

Beginnen Sie außen mit der Größe und der Begrenzung (Hecke, Mauer, Zaun ...) und mit einer Eingangstür (z. B. Tor, Türmchen ...). Dann betreten Sie den Garten bewusst durch diesen Eingang. Sie dürfen sich den Garten voller Lieblingsblumen und Pflanzen vorstellen, in der Jahreszeit, die Ihnen am besten gefällt. Achten Sie auf die schönen Gerüche. Vielleicht möchten Sie sich auch einen Ruheplatz einrichten oder einen Tisch mit Gartenstühlen? Vielleicht gefällt Ihnen auch ein Brunnen oder Teich in Ihrem Garten. Sie können aber auch einen Nutzgarten einrichten, Hochbeete anlegen oder Platz für den Kompost haben. Lassen Sie sich Zeit, es genau so zu erschaffen, wie es Ihnen gefällt. Sie dürfen sich dort ausruhen, kreativ sein, planen oder Dinge verändern. Als Überblick dürfen Sie den Garten nun auch gerne aus der Vogelperspektive betrachten, den Umriss, die Begrenzung, aber auch die Nachbarschaft.

Den Garten verlassen Sie wieder durch das Tor. Lassen Sie den Garten mit jedem Schritt in Ihrem Rücken zurück und kommen Sie wieder in dem Raum an, aus dem Sie in die Innenreise gestartet sind.

11.5 Meditation

Das Wort leitet sich aus dem Lateinischen ab und bedeutet nachdenken, nachsinnen, überlegen. Die Praxis der Meditation wird in vielen Kulturen und Religionen geübt und dient der Beruhigung des Geistes durch Achtsamkeits- und Konzentrationsübungen. Es gibt vielfältige Praktiken und Traditionen in den fernöstlichen Religionen, aber auch im Christentum entwickelten sich schon im Mittelalter vier verschiedene „geistliche Übungen“ zur Sammlung des Geistes: „Lectio“ (aufmerksame Lesung), „Meditatio“ (gegenstandfreie Anschauung), „Oratio“ (Gebet) und „Contemplatio“ (gegenständliche Betrachtung, Kontemplation). Es gibt auch Meditationspraktiken, die Bewegung nutzen, z. B. die Geh-Meditation, aber auch Tanzformen wie das Tanzen der Derwische im Sufismus, sakrale Tänze oder langsame, repetitive Kreistänze, die gleichzeitig Entspannung und Konzentration bewirken und in eine stärkere Verbindung zum Körper führen.

Wer regelmäßig meditiert, beruhigt Körper und Geist, der Herzschlag verlangsamt sich, die Atmung wird ruhiger und tiefer, und die Muskelspannung nimmt ab. Bei langjähriger Meditationspraxis kann es sogar zu Veränderungen im Gehirn kommen.

Es ist leichter, das Meditieren unter Anleitung und in einer Gruppe zu erlernen. Probieren Sie ruhig verschiedene Formen und Angebote aus, um herauszufinden, welche Form des Meditierens zu Ihnen passt. Sie profitieren am meisten davon, wenn Sie regelmäßig meditieren und die Mediationspraxis in Ihren Alltag integrieren.

Geh-Meditation

Laufen verbunden mit ruhigem Atmen und Achtsamkeit für die Umwelt führt zu einem ruhigen und ausgeglichenen Geisteszustand (Newberg & Waldman 2010). Hier konzentrieren wir uns auf jeden einzelnen Schritt und führen ihn bewusst und sehr langsam aus.

Anfangs wird stehend nur das Gewicht verlagert, von einem Fuß auf den anderen und von vorne nach hinten. Dann folgt ein ganz langsames Auf-der-Stelle-Treten, verbunden mit der Beobachtung, wie der Körper mit welcher Region auf die Bewegung reagiert. Erst zum Schluss setzt man sich tatsächlich in Bewegung: Langsam ein- und ausatmend geht es im Zeitlupentempo 20 Schritte vorwärts. Ebenfalls in Zeitlupe wird umgedreht, und es geht genauso zurück.

Jedes einzelne Element der Geh-Meditation dauert etwa ein bis zwei Minuten. Natürlich können Sie auch mit kürzeren Zeitintervallen beginnen und diese nach und nach verlängern, durch die Verlangsamung der Bewegungen und Ihre Freude an dieser Form des Übens.

Ein Lächeln hilft, bei der Übung nicht zu verkrampfen, sondern das Spielerische der Bewegung wahrzunehmen.

Anfangs fühlt sich jeder Schritt unkoordiniert an. Aber je bewusster die Bewegungen ausgeführt werden, umso geschmeidiger werden sie auch und umso mehr bleiben Sie in der Achtsamkeit.

Die Übung kann auch gemeinsam mit einem Partner / einer Partnerin oder in der Gruppe ausgeführt werden.

! Eine ausführliche Anleitung zur Geh-Meditation finden Sie im Anhang auf **Arbeitsblatt 6** (Seite 190 f.).

MBSR (Mindfulness-Based Stress Reduction)

Achtsamkeit und Meditation haben inzwischen auch Eingang in die Medizin gefunden. Die Achtsamkeitsbasierte Stressreduktion (MBSR) wurde von dem Molekularbiologen Jon Kabat-Zinn Ende der 1970er-Jahren entwickelt (Kabat-Zinn 2013).

In einem über acht Wochen gehenden Kurs werden verschiedene MBSR-Übungen in Gruppensitzungen von jeweils zweieinhalb Stunden Dauer vermittelt. Zusätzlich ist eine tägliche persönliche Übungszeit von 45 Minuten vorgesehen. Einige Kliniken integrieren das Programm in das psychotherapeutische Setting, aber ausgebildete Therapeuten bieten es auch ambulant an.

Das Programm enthält folgende Übungselemente:
- achtsame Körperwahrnehmung (Body-Scan),
- das sanfte und achtsame Ausführen einer Anzahl von Yogastellungen (Asanas),
- das „stille Sitzen“, die sogenannte Sitzmeditation (Zazen),
- das achtsame Ausführen langsamer Bewegungen, etwa in der Form der traditionellen Geh-Meditation (Kinhin),
- eine dreiminütige Achtsamkeitsübung (Breathing-Space),
- die Aufrechterhaltung der Achtsamkeit auch bei alltäglichen Verrichtungen.

Wichtig ist natürlich auch hier, dass die Übungen nach dem Programm weitergeführt werden.

Die Wirkung ist unspezifisch, d.h. nicht auf spezielle Symptome ausgerichtet. Es sind aber Verbesserungen im Befinden bei chronischen Erkrankungen wie chronischen Schmerzzuständen, häufigen Infektionskrankheiten, Ängsten oder Panikattacken, Depressionen, Hauterkrankungen, Schlafstörungen, Kopfschmerzen und Migräne, Magenproblemen und dem Burn-out-Syndrom nachgewiesen (Bohlmeijer et al. 2010).

Vagus-Meditation

Wie wirkt die Übung?

Eine Form der Meditation, die keinen religiösen Hintergrund hat, ist die Vagus-Meditation, die wir Ihnen in einer Variante nach Schnack (2015) vorstellen.

Die Übung dauert ca. 15 Minuten. Durch Aktivierung des motorischen Augennervs, des motorischen Gesichtsnervs und des Nervs, der Zunge und Kehlkopf versorgt, werden Entspannungsimpulse zu Kernen im Hirnstamm gesendet, und der Vagusnerv (siehe Kap. 2.3, Seite 23) wird aktiviert. Dieser sendet dann Entspannungssignale an Herz, Lunge und Bauchraum.

Ablauf

Zuerst werden bei geschlossenen Augen die Augenlider betrachtet. Dabei konzentrieren wir uns auf die Farbnuancen, die wahrnehmbar werden im Bereich der Unter- und Oberlider beim Blick zu einem Fenster oder einer Lampe hin bzw. beim Blick von den Lichtquellen weg. Alternativ können Sie die Augen offen lassen und über die Fixierung der Nasenspitze oder eines Punkts kurz vor der Nase Doppelbilder entstehen lassen. Es ist auch möglich, Bilder an der Wand zu betrachten, ohne dabei die Augen scharf zu fokussieren. Sie können auch den Augennerv aktivieren, indem Sie die Augen in Form einer liegenden Acht bewegen.

Danach werden der motorische Gesichtsnerv und der Nerv für die Versorgung von Zunge und Kehlkopf aktiviert. Dafür atmen Sie tiefer und summen, singen oder brummen beim Ausatmen.

Alles zusammen aktiviert den Vagusnerv und löst eine körperliche Entspannungsreaktion aus.

> Eine genaue Anleitung für die Vagus-Meditation finden Sie im Anhang auf **Arbeitsblatt 7** (Seite 192 ff.).

Meditation zur Steigerung der Gedächtnisleistung

Wie wirkt die Übung?

Diese Übung nach Newberg & Waldman (2010) kombiniert vier gesungene Klänge mit kleinen Bewegungen. Es ist eher ein Konzentrations- und Wiederholungsritual als eine Achtsamkeitsübung und steigert die Hirnleistungen während der Meditation.

Beim Singen von Silben bzw. Vokalen soll bei jedem Klang eine andere Fingerspitze mit den Daumen berührt werden. Beim Intonieren des „A" berührt z. B. der Daumen den Zeigefinger, dann bei „O" den Mittelfinger, den Ringfinger bei „U" und zum Schluss den kleinen Finger bei „E".

Es können auch andere Klänge und Worte intoniert werden. Die Klänge werden laut gesungen, in unterschiedlichen Tonhöhen.

Singen stimuliert den anterioren cingulären Kortex, der für Gedächtnisbildung und Kognitionen eine wichtige Rolle spielt.

Die Übung besteht aus mehreren Einheiten von jeweils zwei Minuten. Sie beginnt mit ruhigem Atmen, dann folgt das Singen der Silben in verschiedenen Lautstärken (laut, leise, innerlich, laut), und zum Abschluss gibt es eine Ruhephase zur Beobachtung der körperlichen Reaktion.

Anleitung

- Suchen Sie sich einen bequemen Sitzplatz. Setzen Sie sich aufrecht hin und nehmen Sie eine angenehme Körperhaltung ein. Atmen Sie zwei Minuten langsam ein und aus. Konzentrieren Sie sich auf Ihren Atem und nehmen Sie wahr, wie sich der Brustkorb und der Bauch heben und senken.
- Mit dem Ausatmen fangen Sie dann an, laut „A" zu singen, und gleichzeitig berühren Sie mit den Daumen die Kuppen der Zeigefinger. Nach dem Einatmen singen Sie „O" und berühren mit Ihren Daumen die Kuppen der Mittelfinger. Dann singen Sie „U" und berühren die Kuppen der Ringfinger. Bei „E" berühren Sie die Kuppen der kleinen Finger. Fangen Sie wieder von vorne bei „A" an und singen Sie insgesamt zwei Minuten lang.
- Als nächsten Schritt werden Sie leiser beim Singen oder flüstern die Klänge nur noch. Die Fingerkuppenberührung wird fortgesetzt (auch zwei Minuten lang).
- Danach wiederholen Sie die Klänge nur innerlich für zwei Minuten und setzen dabei die Fingerbewegungen fort.
- Zum Abschluss singen Sie die Klänge (Silben) zwei Minuten lang wieder laut und berühren dabei nacheinander Ihre Fingerkuppen.
- Dann kommen Sie zur Ruhe und beobachten, wie es Ihnen geht.

Sie können auch **Variationen** ausprobieren, indem Sie bei der Übung leicht nach rechts und links schaukeln, die Finger abwechselnd rechts und links berühren oder die Übung im Gehen machen.

Waldmedizin

In Japan hat sich neuerdings eine Forschungsrichtung entwickelt, die den Einfluss des Waldes, insbesondere die Wirkung der ätherischen Öle der Bäume, auf unsere Gesundheit untersucht (Eberle 2017, Arvey 2018). Die Forscher sprechen von einem „Bad im Wald“, dem sogenannten „shinrin-yoku“. Darunter ist ein Aufenthalt im Wald zu verstehen, bei dem wir uns langsam bewegen oder auch nur sitzen, beobachten und mit allen Sinnen aufnehmen, was sich dort alles befindet, was zu sehen, zu spüren und zu riechen ist.

Die ätherischen Öle der Bäume aktivieren unser Immunsystem. Besonders nach Regen oder bei Nebel ist die Luft besonders damit angereichert. Es gibt mithin kein schlechtes Wald-Wetter.

Forschungsergebnissen zufolge senkt ein „Bad“ im Wald den Blutdruck, reguliert den Puls, senkt Stresshormone, wirkt sich positiv auf psychische Erkrankungen wie Depressionen und Angsterkrankungen aus und lässt die Killerzellen des Immunsystems ansteigen. Ein Tag im Wald steigere den Anteil der Killerzellen um 40 Prozent mit einer Wirkdauer von ca. sieben Tagen.

Die Empfehlungen zum „Waldbad“ reichen von zwei Stunden pro Woche bis zu zwei Tagen pro Monat. In jedem Fall wirkt jeder Aufenthalt im Wald und in der Natur entschleunigend. Egal, wie viel Zeit Sie dort verbringen können: Genießen Sie sie.

Anhang

Alle nun folgenden Arbeitsblätter finden Sie zum kostenlosen Download auf ↗ http://www.junfermann.de.

Arbeitsblätter

ARBEITSBLATT 1:
Trigger – Differenzierung zwischen früher und heute

Hintergrund:

Gefühle in der Gegenwart können durch angetriggerte Gefühle aus der Vergangenheit verstärkt worden sein.

Vorgehen:

Atmen Sie tief durch und überprüfen Sie innerlich: Geht es Ihnen schlechter, als es dem Anlass hier und heute angemessen erscheint? Lautet die Antwort ja, kann es möglicherweise eine Affektbrücke in die Vergangenheit geben.

1. Analyse der Befindlichkeit, um den Auslöser zu finden

Seit wann geht es mir schlecht?

____

____

____

Was genau habe ich zu dieser Zeit oder kurz davor erlebt?

____

____

____

Auf welchen Aspekt des Geschehens habe ich intensiv / negativ reagiert?

____

____

____

Oder: Was hat mich möglicherweise an die frühere belastende Situation erinnert?

____

____

2. Wenn der Auslöser klar geworden ist, kommt der Bezugswechsel zur Gegenwart

Was genau ist in der heutigen Situation anders und besser als in der damaligen Situation? (Möglichst viele Details beschreiben)

____

____

____

Bin ich wieder ganz in der Gegenwart? Zu wie viel Prozent?
(Wenn unter 90 Prozent: Übungen zur Reorientierung in die Gegenwart ausführen)

____

____

____

Woran merke ich, dass ich heute sicher bin?

____

____

____

Woran merke ich, dass ich heute erwachsen bin und andere Möglichkeiten habe?

____

____

____

Wie geht es mir jetzt am Ende der Analyse?

____

____

ARBEITSBLATT 2: Inhalt und Häufigkeit von Albträumen verändern nach der Vorstellungs-Wiederholungs-Therapie (IRT)

Hintergrund:

Ein Albtraum wird mit positiven, lösungsorientierten Vorstellungen „überschrieben", um das Gehirn zu einem alternativen Umgang mit dem angstbesetzten Thema im Traum anzuregen. Die neu entwickelte Traumgeschichte wird detailliert aufgeschrieben.

Vorgehen:

- Bestandsaufnahme des Albtraums mit Analyse der strukturgebenden Elemente, besonders des Anfangs.
- Inhaltliche Veränderung des Traums mit Gestaltung eines positiven, angenehmen Endes.
- Regelmäßiges selbstständiges Lesen des neuen Traums vor dem Schlafengehen.

Ablauf:

1. Bestandsaufnahme

Was haben Sie geträumt?

____

____

____

Wie hat der Traum begonnen?

____

____

____

Wie ging er weiter?

____

____

____

Was hat in diesem Traum bei Ihnen Angst ausgelöst?

Welche Elemente im Traum waren neutral bzw. harmlos?

Damit das Gehirn den umgeschriebenen Traum als den früheren Albtraum wiedererkennt, bedarf es Ähnlichkeiten zwischen den beiden Versionen. Man verwendet dafür die Einleitungssequenz und neutrale Rahmenelemente des Traums.

2. Veränderung des Traums

Bevor wir mit dem Überschreiben des Traums beginnen: Schildern Sie noch einmal seinen Anfang.

Wie geht es nun (anders) weiter? Der Ablauf soll komplett angenehm sein, d.h., Sie dürfen selbst bestimmen, was jetzt im Traum eine Rolle spielt, welche Personen auftauchen, wie diese handeln, welche Elemente in dieser Version fehlen bzw. dazukommen.

Welche Elemente können Sie aus dem ursprünglichen Traum übernehmen, um es Ihrem Gehirn leichter zu machen, eine Verbindung zwischen beiden Versionen herzustellen?

____

____

____

Wie soll das positive Ende des Traums aussehen?

____

____

3. Den veränderten Traumverlauf vor dem Schlafengehen lesen

Lesen Sie sich in den kommenden zwei Wochen diese selbst gestaltete, veränderte Version Ihres Traums direkt vor dem Zubettgehen vor. Beschäftigen Sie sich damit und stellen Sie Ihr Gehirn darauf ein, in diesen Bahnen zu träumen.

Notieren Sie sich, was Sie geträumt haben, und beobachten Sie den Verlauf.

____

____

____

____

____

____

ARBEITSBLATT 3: Innerer Helfer / innerer Coach

Hintergrund:

Die Vorstellung eines inneren Helfers oder Coachs soll es Ihnen ermöglichen, auf Fähigkeiten zurückzugreifen, die Sie bei sich selbst momentan nicht sehen.

Vorgehen:

1. Wir arbeiten an einer konkreten Situation in der Gegenwart, die als schwierig oder belastend empfunden wird.
2. Wir suchen einen Helfer / Coach als Entwicklung einer Hilfsvorstellung zur Zielerreichung.
3. Rückkehr in die Ausgangssituation zusammen mit dem inneren Helfer / Coach.

Ablauf:

1. **Für welche Situation wünschen Sie sich Unterstützung?**
   (Beschreibung der Situation, Aufgabe und Anforderung)

___

___

2. **Was für einen Helfer bzw. Coach würden Sie sich jetzt wünschen?**
   Einen Menschen, ein Fantasiewesen oder ein Tier?

___

___

Wie würde er oder sie aussehen?

___

___

Welche Fähigkeit sollte der innere Helfer, der Coach für Sie haben?

___

___

Welches innere Bild taucht auf, wenn Sie sich vorstellen, dass ein Wesen Ihnen innerlich zur Verfügung steht?

Erzählen Sie dem inneren Helfer / Coach von Ihrem Problem.

Was sagt oder tut der innere Helfer / Coach?

3. Wie verändert sich die Situation, wenn der Helfer / Coach dazukommt und Sie unterstützt?

Wie fühlt sich das an?

Wie wirkt sich das in Ihrem Körperempfinden aus?

ARBEITSBLATT 4: Selbstanalyse – welchen Umgang mit Gefühlen haben Sie gelernt?

Hintergrund:

Um eigene Reaktionen besser zu verstehen, kann es hilfreich sein, sich damit zu beschäftigen, wie in der Herkunftsfamilie mit Gefühlen umgegangen wurde und welche Strategien zur Affektregulation gelernt wurden.

Vorgehen:

1. Wie wurde im Familienkontext mit Gefühlen umgegangen?

Durften Gefühle gezeigt werden?

____

____

Gab es dabei Unterstützung, oder wurden Sie als Kind mit Ihren Gefühlen eher alleine gelassen?

____

____

Durfte die Umgebung Gefühle mitbekommen?

____

____

Gab es Unterschiede zwischen Mutter und Vater (männlichen und weiblichen Bezugspersonen) in der Art, wie Gefühle gezeigt wurden und was als richtig angesehen wurde?

____

____

Gab es Unterschiede, wie die Eltern reagierten, wenn die Gefühle von einem Sohn oder einer Tochter gezeigt wurden?

____

____

2. Welche Strategien im Umgang mit Gefühlen gab es im Familienkontext?

Welche aktiven Strategien wurden entwickelt? Beispielsweise reden, ansprechen, kreativ umsetzen, körperliche Bewegung nutzen, Lösungen suchen u. Ä.?

____

____

Welche „schwierigen" Strategien wurden entwickelt? Beispielsweise verdrängen, ausagieren u. Ä.

____

____

Werden oder wurden Substanzen eingesetzt, um Gefühle zu regulieren? Beispielsweise Essen und / oder Erbrechen, Alkohol, Rauchen, Drogen, Medikamente u. Ä.

____

____

Wurde oder wird verbale Gewalt eingesetzt (sich selbst oder andere beschimpfen, herabwürdigen, verhöhnen)?

____

____

Gab oder gibt es körperliche Gewalt gegen Gegenstände?

____

____

Gab oder gibt es Selbstverletzungen? Wenn ja, welche?

____

____

Gab oder gibt es Gewalt gegen andere Personen?

____

____

Wurde oder wird übermäßig eingekauft?

____

____

Wurde oder wird sehr viel Zeit mit PC-Spielen u. Ä. verbracht?

____

____

Wurde oder wird Sexualität eingesetzt, um unerwünschte Gefühle „wegzumachen“?

____

____

3. Erwünschte Verhaltensweisen: Wer kann gut mir Gefühlen umgehen?

Gibt es für mich Vorbilder für den Umgang mit Gefühlen? Menschen, die gut mit ihren Gefühlen umgehen? Reale Personen oder fiktive Personen aus Literatur, Film und Fernsehen?

____

____

Wie möchte *ich* gerne mit meinen Gefühlen umgehen? Was ist mein Ziel?

____

____

ARBEITSBLATT 5: Rettungsgeschichte für das Kind

(nach Wesselman 2003, Rost 2014)

Hintergrund:

Die Rettungsgeschichte unterstützt bei der zeitlichen Orientierung nach einer Triggerung unverarbeiteter Erinnerungen.

Unverarbeitete belastende und traumatische Erinnerungen verbleiben in den Aufnahmezentren des Gehirns als intrinsische Erinnerungen, ohne dass sie zeitlich der Vergangenheit zugeordnet werden. Es kann folglich der Eindruck entstehen, ein Teil der Persönlichkeit sei in der Vergangenheit „hängen geblieben", sei ein inneres Kind geblieben.

In der Rettungsgeschichte wird eine Verbindung zur Gegenwart geschaffen, in der imaginativ eine altersentsprechende Versorgung des „Kindes" angeleitet wird.

Die TherapeutIn erklärt, was mit der Geschichte beabsichtigt wird, und erläutert das Vorgehen. Sie schreibt die gemeinsam mit der KlientIn entwickelte Geschichte auf und liest sie anschließend vor.

Die Geschichte wird in der dritten Person verfasst.

Vorgehen:

1. Es wird die Situation aus der Vergangenheit genommen, die durch die Triggerung in der Gegenwart aktiviert wurde, oder eine Situation aus der Kindheit gesucht, aus der die / der Betroffene gerne gerettet worden wäre.
2. Klärung, wer das Kind retten soll und wie.
3. Das Kind wird an einen sicheren Ort in der Gegenwart gebracht.
4. Klärung, ob der / die Erwachsene Kontakt mit dem Kind aufnehmen will.

Anleitung für ein therapeutisches Setting:

1. Mit der KlientIn eine Kindheitssituation suchen, aus der sie gerne gerettet worden wäre.

Aus welcher Situation in Ihrer Kindheit wären Sie gerne gerettet worden?

____

____

Beschreiben Sie diese Situation in ein bis zwei Sätzen und verwenden Sie die dritte Person: „Das Kind damals …“

____

____

Alternativ kann in angetriggertem Zustand für den betroffenen Anteil eine Rettungsgeschichte entwickeln werden, um beruhigend auf ihn einzuwirken.

____

____

2. Einen Helfer auswählen, der sprechen kann und bei dem Kind in der Vergangenheit auftauchen soll.

Welchen Helfer wünschen Sie sich, der das Kind aus dieser Situation retten soll? Der Helfer kann ein Mensch, ein Wesen wie eine Fee oder ein Engel sein, ein Tier oder auch ein Fantasiewesen, z. B. ein Drache.

____

____

Wie taucht der Helfer bei dem Kind auf?

____

____

Wie stellt er sich dem Kind vor?

____

____

Der Helfer soll dem Kind verbal Anerkennung zollen: Er kann verstehen, wie schwer es für das Kind in der Situation war und dass es getan hat, was es konnte.

Wie zeigt der Helfer sein Verständnis der Situation?

Die nächste wichtige Botschaft ist: Diese Zeit ist vorbei, das Leben ist weitergegangen. Das Kind ist inzwischen erwachsen geworden. Deswegen kann der Helfer das Kind aus der Vergangenheit in die Gegenwart der/des Erwachsenen mitnehmen.

Wie erklärt der Helfer dem Kind, dass er in der Lage ist, das Kind in die Gegenwart mitzunehmen?

Wie viele Jahre sind seitdem vergangen?

Wie ist das Leben weitergegangen (ausschließlich positive Ereignisse und Stationen kurz beschreiben lassen)?

Oder: Wie lebt die/der Erwachsene in der Gegenwart (Erfolge und positive Entwicklungen kurz beschreiben lassen)?

---

3. Sicherer Ort in der Gegenwart

Der Helfer erklärt, dass es für das Kind einen sicheren Ort in der Gegenwart gibt, an dem es willkommen ist, bleiben kann und versorgt werden wird.

Welchen sicheren Ort gibt es für das Kind in der Gegenwart?

____

____

Wie kommt der Helfer mit dem Kind in die Gegenwart? Fliegen sie dort hin, gibt es Feenstaub, Siebenmeilenstiefel etc.?

____

____

Können beide in einem Schritt von der Vergangenheit in die Gegenwart kommen, oder müssen beide prägnante Stationen des Lebens anschauen?

____

____

Wie sieht der sichere Ort in der Gegenwart aus? Beschreiben Sie ihn mit allen Details.

____

____

Was braucht das Kind dort?

____

____

Wenn das Kind klein ist, braucht es am sicheren Ort einen versorgenden Helfer. Bleibt der Helfer dort bei dem Kind, um es zu versorgen? Oder gibt es einen zusätzlichen Versorger für das Kind?

____

____

Wenn es sich um eine Jugendliche handelt, braucht sie nicht unbedingt einen versorgenden Helfer, aber vielleicht Gesellschaft, z. B. von einem Tier (Hund, Katze, Pferd).

Der Helfer gibt dem Kind die Zusicherung: „Hier kannst du ab jetzt bleiben. Es darf dir hier gut gehen. Du hast deine Pflichten in der Vergangenheit bereits erledigt. Wenn es heute Probleme in der Gegenwart gibt, dann kümmert sich die/der Erwachsene. Du darfst hier spielen, und es darf dir hier gut gehen.

4. Begegnung Erwachsene/r – Kind

Lernt der/die Erwachsene das Kind am sicheren Ort kennen, oder braucht das noch Zeit?

Wird der/die Erwachsene das Kind am sicheren Ort immer mal wieder besuchen?

Lesen Sie die Geschichte noch einmal vor, damit die KlientIn prüfen kann, ob sie so stimmt. Arbeiten Sie ggf. Korrekturen ein und geben Sie der KlienIn die Geschichte mit. Bei Belastungen kann sie sie immer wieder lesen.

ARBEITSBLATT 6: Geh-Meditation

(nach Newberg & Waldman 2010)

Hintergrund:

Verlangsamtes achtsames Gehen in Verbindung mit ruhigem Atmen und Achtsamkeit für die Umwelt führt zu einem ruhigen und ausgeglichenen Geisteszustand.

Dauer: ca. 15 Minuten

Vorgehen:

1. Wahrnehmung der Füße über die Verlagerung des Gewichts im Stehen.
2. Gehen auf der Stelle mit langsamem Abrollen der Füße.
3. 20 Schritte langsames Gehen durch den Raum, wenden, 20 Schritte zurück.

Anleitung:

Suchen Sie sich einen Ort, an dem Sie 10 bis 20 Schritte gehen können. Das kann ein langer Flur sein, aber auch eine Fläche draußen, z. B. in einem Park.

Denken Sie bei der Übung daran zu lächeln, denn so verkrampfen Sie nicht so leicht und können eher das Spielerische wahrnehmen.

1. Wahrnehmung der Füße:

Stellen Sie sich aufrecht hin. Dann verlagern Sie langsam und ganz vorsichtig das Gewicht von einem Fuß auf den anderen. Lassen Sie sich dabei Zeit. Spüren Sie, wie die eine Ferse langsam etwas vom Boden abhebt und das Gewicht sich mehr auf den anderen Fuß verlagert.

Wo spüren Sie das meiste Gewicht?

Dann setzen Sie diesen Fuß wieder ab und heben die andere Ferse. Spüren Sie wieder der Gewichtsverlagerung nach.

Machen Sie dies für etwa eine Minute.

Jetzt verlagern Sie Ihr Gewicht mit beiden Füßen von vorne nach hinten. Gehen Sie mit beiden Füßen langsam vor und zurück.

Wie reagieren Ihre Zehen, wenn das Gewicht vorne ist? Wie fühlt es sich an, wenn das Gewicht auf den Fersen ist?

Auch dies machen Sie ungefähr eine Minute lang.

Wenn Sie jetzt Ihr Gewicht vor- und zurückverlagern, versuchen Sie zu erspüren, welcher Körperteil hauptsächlich für diese Bewegung verantwortlich ist. Sind es die Knöchel? Die Unterschenkel? Die Hüften? Oder wirken hier verschiedene Körperteile zusammen?

Schaukeln Sie wieder langsam und sanft eine Minute vor und zurück.

2. Gehen auf der Stelle

In Zeitlupe heben Sie nun die Ferse eines Fußes an, als wollten Sie einen Schritt nach vorne machen. Sie bleiben aber stehen. Heben Sie die Ferse ganz langsam an.

Wo spüren Sie den Beginn der Bewegung? In den Muskeln des Fußes, im Bein oder am Knie? Heben Sie die Ferse insgesamt zehnmal an.

Wechseln Sie jetzt zum anderen Fuß und heben auch diesen in Zeitlupe zehnmal langsam an und spüren wieder, wie es sich anfühlt.

Nun heben Sie ganz langsam den ganzen Fuß vom Boden ab. Achten Sie darauf, welche ausgleichenden Bewegungen Ihr Körper macht, damit Sie das Gleichgewicht halten können. Setzten Sie den Fuß wieder ab, und wechseln Sie dann zum anderen Fuß. Heben Sie auch diesen genauso langsam an, um ihn wieder langsam abzusetzen.

Wechseln Sie etwa 20 Mal zwischen beiden Füßen hin und her und beobachten Sie aufmerksam, welche Körperteile beteiligt sind. Wie fühlt sich diese achtsame Bewegung an?

3. Langsam vorwärts- und zurückgehen

Jetzt gehen Sie langsam vorwärts und atmen dabei langsam ein und aus. Machen Sie vier Schritte während des Einatmens und vier Schritte während des Ausatmens. Machen Sie das ein paar Minuten.

Versuchen Sie jetzt, immer langsamer zu gehen. Zunächst jeweils drei Schritte pro Ein- und Ausatmung, dann nur noch zwei Schritte. Gehen Sie so langsam wie möglich.

Wenn Sie 20 Schritte gegangen sind (oder das Ende des Flurs oder Ihrer Strecke erreicht haben), drehen Sie in Zeitlupe um. Beobachten Sie dabei, wie stabil Ihr Gleichgewicht ist.

Dann gehen Sie in Zeitlupentempo wieder zu Ihrem Ausgangspunkt zurück.

Wenn Sie wieder an Ihrem Ausgangspunkt angekommen sind, bringen Sie sich sanft zurück in die Gegenwart. Schütteln und dehnen Sie sich, um sich wieder etwas zu beschleunigen …

ARBEITSBLATT 7: Vagus-Meditation

(nach Schnack 2015)

Hintergrund:

Durch Aktivierung des motorischen Augennervs, des motorischen Gesichtsnervs und des Nervs, der Zunge und Kehlkopf versorgt, werden Entspannungsimpulse zu Kernen im Hirnstamm gesendet und der Vagusnerv aktiviert. Dieser sendet Entspannungssignale an Herz, Lunge und in den Bauchraum.

Dauer: ca. 15 Minuten

Entspannungsübung, auch als Einschlafübung möglich

Vorgehen:

1. Aktivierung des motorischen Augennervs
   Mit geschlossene Augen: Konzentration auf die Farbnuancen, die wahrnehmbar werden im Bereich der Unter- und Oberlider bzw. beim Hin- oder Abwenden des Blicks zu/von einer Lichtquelle.
   Mit offene Augen: Über die Fixierung der Nasenspitze oder eines Punkts kurz vor der Nase Doppelbilder entstehen lassen.
   Alternativ: Bilder an der Wand betrachten, ohne die Augen scharf zu fokussieren. Aktivierung des Augennervs durch Bewegung der Augen in Form einer liegenden Acht, um die Bilder herum.
2. Parallel dazu tiefes Atmen mit Summen, Singen oder Brummen
3. Rücknahme der Entspannung

Anleitung:

Klären Sie im Vorfeld, ob die KlientIn mit offenen oder geschlossenen Augen üben möchte.

Setzen Sie sich bequem hin. Sie können sich auch hinlegen.

1. Betrachtung der Augenlider

Variante für geschlossene Augen: Schließen Sie die Augen und versuchen Sie so, mit geschlossenen Augen, Ihre Augenlider zu betrachten. Anfangs sieht alles grau aus. Wenn Sie länger auf Ihre Lider schauen, kann es sein, dass Sie Unterschiede im Grau wahrnehmen. Vielleicht sehen Sie im Bereich der Oberlider ein helleres Grau und im Bereich der Unterlider ein dunkleres Grau. Fixieren Sie jetzt die Trennlinie zwischen Hell- und Dunkelgrau.

Wenn ein Fenster in der Nähe ist, dann schauen Sie mit geschlossenen Augen jetzt dorthin. Oder schauen Sie gegen eine brennende Lampe. Bei Helligkeit kann es sein, dass Sie jetzt verschiedene Farben durch Ihre geschlossenen Augen sehen. Vielleicht sehen Sie erst Gelb und dann Rot, Blau, Violett und Grün. Konzentrieren Sie sich auf diese Farbspirale.

Es kann sein, dass plötzlich schwarze Flecken auftauchen, die sogenannten fliegenden Mücken. Das sind Glaskörpertrübungen im Auge, ein normales Phänomen beim Älterwerden. Das ist ganz normal und ein Zeichen von Entspannung.

Variante für offene Augen: Wenn Sie die Augen lieber auflassen wollen, schauen Sie auf Ihre Nasenspitze. Führen Sie dann Ihren Zeigefinder an die Nasenspitze, fixieren Sie mit Ihrem Blick den Finger und führen Sie ihn dann ca. 10 cm von der Nase weg. Wenn Sie länger auf den so dicht vor das Gesicht gehaltenen Zeigefinger schauen, können Doppelbilder entstehen.

Oder Sie schauen auf Bilder an der Wand, ohne diese genau anzuschauen. Auch dann können Doppelbilder entstehen. Lassen Sie dann Ihre Augen in Form einer liegenden Acht langsam um die Bilder kreisen. Dies entspannt die Augen.

2. Atmen, singen, brummen & summen

Während Sie weiterhin Ihre Lider betrachten, den Finger fixieren oder mit den Augen um Bilder an der Wand kreisen, fangen Sie an, leise zu summen (Vibration im Kehlkopf). Damit atmen Sie länger aus, und in der Ausatmung wird der Vagusnerv aktiviert. Sie können die Ausatmung auch verlängern, indem Sie schnurren wie eine Katze, brummen oder singen. Oder singen Sie einen Vokal, z. B. A, O oder U. Sie werden merken, wie sich die Schwingungen der Töne im ganzen Körper ausbreiten. Auch dies verstärkt die körperliche und geistige Entspannung.

Wenn Sie mögen, können Sie auch eine einfache Melodie singen oder summen. Egal, für was Sie sich entscheiden: Wiederholen Sie es. Die Wiederholungen wirken beruhigend und vertiefen die Entspannung. Wenn Sie mögen, dann brummen Sie auch immer mal wieder wie ein Bär. Das entspannt Sie in der Tiefe.

3. Rücknahme der Entspannung

Nehmen Sie sich für die ganze Übung etwa 15 Minuten Zeit. Am Ende atmen Sie noch einmal tief durch. Strecken und dehnen Sie sich langsam und voller Genuss, öffnen Sie wieder die Augen, schauen Sie sich um und kommen Sie mit Ihrer vollen Wahrnehmung zurück in die Gegenwart.

Hinweis: Die Zurücknahme der Entspannung ist wichtig, wenn Sie wieder aktiv werden wollen. Wenn Sie die Übung vor dem Einschlafen machen, dann nehmen Sie die Entspannung nicht zurück.

Übungsverzeichnis

Beratungsangebote und Behandlungen

Beratungsangebote

Wenn Sie abklären möchten, ob Sie an einer Traumafolgestörung leiden: Es gibt immer mehr Kliniken, die eine Traumaambulanz vorhalten, über die eine ambulante Abklärung zum Vorliegen einer Trauamafolgestörung erfolgen oder sofort eine Akutbehandlung eingeleitet werden kann.

Um herauszufinden, ob es in Ihrer Nähe eine solche Möglichkeit gibt, suchen Sie einfach unter den Begriffen „Traumaambulanz" und „Klinik" im Internet.

Suche nach TraumatherapeutInnen
Die deutschsprachigen Traumafachgesellschaften DeGPT (Deutschsprachige Gesellschaft für Psychotraumatologie) und EMDRIA (EMDR International Association e. V.) halten auf ihrer jeweiligen Webseite eine spezielle Suchfunktion für TraumatherapeutInnen vor. Diese TherapeutInnen haben entweder ein DeGPT-zertifiziertes Trauma-Curriculum oder eine zertifizierte EMDR-Ausbildung durchlaufen. Der Begriff „Traumatherapeut" ist übrigens nicht geschützt. Ohne weitere Informationen über Ausbildung und Qualifikation sagt er lediglich aus, dass dieser Therapeut mit traumatisierten Menschen arbeiten möchte.

↗ https://www.degpt.de
↗ http://www.emdria.de

Wenn Sie Opfer einer Straftat geworden sind: Der Weiße Ring bietet deutschlandweit Beratung an. Diese ist zwar vorwiegend anwaltlich oder polizeilich fokussiert, aber die Vermittlung in psychologische Beratung und Behandlung ist ebenfalls möglich.

Weitere Informationen: ↗ https://weisser-ring.de

Wenn Sie Opfer sexualisierter Gewalt in der Kindheit geworden sind: Hier bieten verschiedene Beratungsstellen wie Wildwasser e. V., Kindernotruf oder Frauentherapiezentren spezialisierte Unterstützung an. Dies gilt ebenfalls für häusliche Gewalt. Auch verfügen Frauenhäuser häufig über ein psychologisches und/oder sozialpädagogisches Unterstützungsangebot.

Auch für Männer bzw. Jungen gibt es spezielle Angebote, z. B. kibs in München.

Der telefonische Krisendienst oder die städtischen Familienberatungsstellen müssten einen Überblick über die regionalen Angebote geben können.

↗ https://www.wildwasser.de
↗ https://www.kinderschutz.de/Angebote/Beratung-bei-sexuellem-Missbrauch/KIBS

Wenn Sie Opfer Ritueller Gewalt geworden sind: Hier bietet das Infoportal Rituelle Gewalt Informationen zu Anlaufstellen. Als deutsche Fachgesellschaft bietet die DGTD (Deutschsprachige Fachgesellschaft für Trauma und Dissoziation) die Möglichkeit zu weiterer Information und Unterstützung.

↗ https://www.infoportal-rg.de
↗ http://www.dgtd.de

Wenn Sie schwere dissoziative Störungen entwickelt haben: Der Verein Vielfalt e.V. in Bremen hält eine spezielle TherapeutInnenliste vor bzw. auch Listen zu Kliniken, die Menschen mit Dissoziativer Identitätsstörung (DIS und DDnos) behandeln.

Die Behandlung von Komplextraumatisierungen ist langwierig und besteht zumeist aus einer Kombination von ambulanter und stationärer Behandlung.

↗ https://www.vielfalt-info.de

Versorgung über die gesetzliche Krankenversicherung: Psychotherapie gehört zu den Regelleistungen der gesetzlichen Krankenversicherung. D.h., die Kosten werden von Krankenkassen ohne Zuzahlung getragen. Listen über PsychotherapeutInnen mit einer sogenannten Kassenzulassung bekommt man über die Kassenärztlichen Vereinigungen der einzelnen Bundesländer; oft können aber auch die Krankenkassen bei der Therapieplatzsuche helfen. Seit dem 1.4.2017 sind neue Richtlinien in Kraft, nach denen die Kassenärztliche Vereinigung (KV) bei bescheinigter Dringlichkeit (z.B. über den Hausarzt) über Terminservicestellen kurzfristige Terminvermittlungen ermöglichen sollen.

Es gibt sowohl ärztliche als auch psychologische PsychotherapeutInnen mit einer Ausbildung in Verhaltenstherapie, tiefenpsychologisch fundierter oder analytischer Psychotherapie. Es gibt allerdings keine spezielle Zusatzbezeichnung „Traumatherapie“, sodass Sie bei den einzelnen TherapeutInnen erfragen müssen, ob sie über eine zusätzliche Ausbildung in einem trauma-konfrontativen Verfahren verfügen. Das könnten z.B. verschiedene Verfahren im Rahmen der Kognitiven Verhaltenstherapie sein, in EMDR, psychodynamisch imaginativer Therapie, Sreentechnik oder narrativer Traumaexposition. Unabhängig von einer spezialisierten Weiterbildung erlernen alle TherapeutInnen in ihrer Ausbildung grundlegende Kenntnisse in Sachen Trauma. Es gibt zwar Schwerpunktpraxen für die Behandlung traumatisierter Menschen, aber die Abklärung, ob eine Traumafolgestörung vorliegt, kann auch in einer „normalen“ psychotherapeutischen

Sprechstunde erfolgen. Letztere ist verpflichtend, um abzuklären, ob überhaupt eine Notwendigkeit für eine Psychotherapie besteht. Erst danach kann mit einer Behandlung im Rahmen einer Akut-, Kurzzeit- oder Langzeittherapie begonnen werden.

Es gibt auch Psychotherapeuten, die nicht über die gesetzlichen Krankenkassen abrechnen können, d.h. keine kassenärztliche Niederlassung haben. Mit einer Approbation (dem erfolgreichen Abschluss einer kassenanerkannten Zusatzausbildung) oder einer Facharztausbildung in Psychotherapeutischer Medizin, Psychosomatischer Medizin oder Psychiatrie und Psychotherapie kann im Einzelfall im Erstattungsverfahren mit den gesetzlichen Krankenkassen abgerechnet werden, sodass auch diese Behandlung für Sie kostenfrei sein kann. Dies muss mit der entsprechenden Kasse vorher geklärt werden.

Nicht approbierte PsychologInnen (mit abgeschlossenem Studium der Psychologie) oder HeilpraktikerInnen (Prüfung zum „kleinen" Heilpraktiker, unabhängig von der Grundausbildung) können Psychotherapie nach dem Heilpraktikergesetz und der Heilpraktiker Verordnung abrechnen. Eine Erstattung durch die gesetzlichen Krankenkassen ist nicht gewährleistet, sodass Sie diese Leistungen meistens selbst zahlen müssen.

Nicht kassenärztlich niedergelassene KollegInnen verfügen übrigens häufiger über eine eigene Webseite, auf der man sich nach deren Angebot und Spezialisierung erkundigen kann.

Versorgung über die privaten Krankenversicherungen

Die Leistungen der privaten Krankenkassen sind häufig an den Leistungskatalog der gesetzlichen Krankenversicherung angeglichen. Zwecks Kostenreduktion ist es aber möglich, dass private Versicherungen psychotherapeutische Leistungen ausschließen. Deshalb prüfen Sie zunächst, wie Sie sich versichert haben.

Bei bestehendem Versicherungsschutz ist zumeist das Vorliegen einer Approbation des Behandlers die Voraussetzung dafür, dass die Kosten übernommen werden. Erfragen Sie am besten das Vorgehen und die Bedingungen für eine Kostenübernahme vor Behandlungsbeginn.

Medikamentöse Behandlung

In manchen Fällen kann es sinnvoll sein, zusätzlich eine medikamentöse Behandlung einer Symptomatik in Betracht zu ziehen. Eine medikamentöse Versorgung erhalten Sie nur über einen Arzt oder eine Ärztin; das können Hausärzte / Hausärztinnen sein oder Psychiater/innen, die auf die Versorgung psychischer Störungen spezialisiert sind. Auch diese Kosten übernimmt die Krankenkasse, wobei Sie bei verschreibungspflichtigen Medikamenten die Zuzahlung selbst zu leisten haben.

Arbeits- oder Wegeunfall – Versorgung durch die Deutsche Gesetzliche Unfallversicherung im Rahmen der Berufsgenossenschaften

Das kassenärztliche System ist nicht zuständig, wenn Sie einen Arbeits- oder Wegeunfall hatten. Dann ist die jeweilige Berufsgenossenschaft als Unfallversicherungsträger in der Verantwortung. Das gilt auch für die psychische Versorgung. Die Meldung erfolgt normalerweise über den Arbeitgeber. Sie können dies aber auch selbst tun. Meldeformulare können Sie über die Webseite der zuständigen Berufsgenossenschaft herunterladen.

Seit 2012 besteht über die DGUV das Psychotherapeutenverfahren, das eine schnelle psychische Versorgung nach Unfällen bzw. Überfällen sicherstellen soll. Sowohl für die medizinische als auch für die psychische Versorgung gibt es spezielle Ansprechpartner, die im Auftrag der Berufsgenossenschaft behandeln dürfen. Im medizinischen Bereich sind dies die sogenannten Durchgangsärzte (D-Arzt, vorwiegend in der Qualifikation Unfallchirurg) bzw. die entsprechenden BG-Kliniken. Auch bei psychischen Problemen sind sie der erste Ansprechpartner und schreiben eine Überweisung in das Psychotherapeutenverfahren aus. Nur der D-Arzt darf Versicherten (wenn nötig) eine Arbeitsunfähigkeitsbescheinigung ausstellen.

Bei rein psychischem Bedarf können Sie sich auch selbst an Ihre Berufsgenossenschaft wenden. Der zuständige Sachbearbeiter steuert Ihr Heilverfahren und kann Sie bei der Therapeutensuche und der Terminanbahnung unterstützen. TherpeutInnen aus dem Psychotherapeutenmodell der Berufsgenossenschaften haben sich verpflichtet, zeitnah innerhalb von zwei Wochen einen Behandlungsplatz anzubieten.

Wenn Sie nach einem Arbeits- bzw. Wege-Unfall wegen körperlichen Verletzungen in einer BG-Klinik sind, kann es sein, dass Sie noch während des stationären Aufenthalts aufgefordert werden, an einem Trauma-Screening teilzunehmen. So will man frühzeitig auch den psychischen (traumabedingten) Behandlungsbedarf erkennen. Die meisten BG-Kliniken halten die Möglichkeit eines psychotraumatologischen Behandlungsangebots während des stationären Aufenthalts vor.

Auch als **Ersthelfer** sind Sie über die Berufsgenossenschaft versichert. Bei psychischen Belastungen können Sie auch ohne eigene körperliche Verletzung einen D-Arzt aufsuchen und einen Unfallbericht aufnehmen lassen. Oder Sie wenden sich direkt an die zuständige Berufsgenossenschaft, damit Ihr Fall auch dort nachweislich bekannt wird. Ersthelfer sind nicht nur professionelle Einsatzkräfte, sondern alle Menschen, die in einer Ausnahmesituation handelnd eingreifen.

Literatur

Ackermann, S. (2018): Mehr Bewegung bitte! *Psychologie Heute compact* 52, S. 78–81.

Amberger, M. (2008): *Geist über Materie: Meditation und Hirnforschung.* Bayerischer Rundfunk, 13. Juli 2009, abgerufen am 27. November 2011 (PDF).

American Psychiatric Association (1996): *Diagnostisches und Statistisches Manual Psychischer Störungen DSM-IV.* Weinheim: Beltz.

American Psychiatric Association (2017): *Diagnostisches und Statistisches Manual Psychischer Störungen DSM-5.* Göttingen: Hogrefe.

Ankowitsch, C. (2015): *Warum Einstein niemals Socken trug: Wie scheinbar Nebensächliches unser Denken beeinflusst.* Berlin: Rowohlt, 4. Auflage.

Arvey, C. (2018): Wohlig im Walde. *Psychologie Heute compact,* Heft 52, S. 72–75.

Axmacher, N. & Rasch, B. (2017): *Cognitive neuroscience of memory consolidation.* Heidelberg: Springer.

Baltes, P. B.; Staudinger, U. M.; Maercker, A. & Smith, J. (1995): People nominated as wise: A comparative study of wisdom-related knowledge. *Psychology and Aging,* 10, S. 155–166.

Berceli, D. (2010): Neurogenes Zittern: Eine körperorientierte Behandlungsmethode für Traumata in groβen Bevölkerungsgruppen. *Trauma & Gewalt: Forschung und Praxisfelder* 4, S. 148–156.

Bohlmeijer, E.; Prenger, R.; Taal, E. & Cuijpers, P. (2010): The effects of mindfulness-based stress reduction therapy on mental health of adults with a chronic medical disease: A meta-analysis. *Journal of Psychosomatic Research* 68, S. 539–544.

Bohne, M. (2016): *Bitte klopfen! Anleitung zur emotionalen Selbsthilfe.* Heidelberg: Carl-Auer, 5. Auflage.

Born, J. & Wagner, U. (2004): Memory consolidation during sleep: role of cortisol feedback. *Ann N. Y. Acad. Sci* 1032, S. 198–201.

Bossinger, W. (2018): Heilsamer Gesang. *Psychologie Heute compact* 52, S. 70 f.

Braun, B. G. (1988a): The BASK (Behavior, Affect, Sensation, Knowledge) Model of Dissociation. *Dissociation* 1, S. 4–15.

Braun, B. G. (1988b): The BASK Modell of Dissociation: Clinical Applications. *Dissociation* 1, S. 16–23.

Callahan, R. J. (1999): *Leben ohne Phobie.* Kirchzarten: VAK.

Dilling, H.; Mombour, W. & Schmidt, M. H. (1992): *Internationale Klassifikation psychischer Störungen ICD-10.* Bern: Hans Huber.

Eberle, U. (2017): Die Heilkraft der Bäume. *GEO kompakt 52: Unser Wald,* S. 60–69.

Egger, J. W. (2005): Das biopsychosoziale Krankheitsmodell. Grundzüge eines wissenschaftlich begründeten ganzheitlichen Verständnisses von Krankheit. *Psychologische Medizin* 16, S. 3–12.

Elliott, D. M. (1997): Traumatic Events: Posttraumatic Stress Associated with Delayed Recall of Sexual Abuse: A General Population Study. *Journal of Traumatic Stress* 8, S. 629–647.

Erikson, E. H. (1966): *Identität und Lebenszyklus.* Frankfurt a. M.: Suhrkamp.

Falkai, P. & Wittchen, H.-U. (2015): *Diagnostisches und Statistisches Manual Psychischer Störungen DSM-5®.* American Psychiatric Association. Mitherausgegeben von Manfred Döpfner, Wolfgang Gaebel, Wolfgang Maier, Winfried Rief, Henning Saß und Michael Zaudig. Göttingen: Hogrefe.

Felitti, V. J. (2002): Belastungen in der Kindheit und Gesundheit im Erwachsenenalter: Die Verwandlung von Gold in Blei. *Zeitschrift Psychosom. Med. Psychother.* 48, S. 359–369.

Felitti, V. J.; Fink, P. J.; Fishkin, R. E. & Anda, R. F. (2007): Ergebnisse der Adverse Childhood Experiences (ACE)-Studie zu Kindheitstrauma und Gewalt. Epidemiologische Validierung psychoanalytischer Konzepte. *Trauma & Gewalt* 1, S. 18–32.

Felitti, V. J.; Anda, R. F.; Nordenberg, D.; Williamson, D. F.; Spitz, A. M.; Edwards, V.; Koss, M. P. & Marks, J. S. (1998): The Adverse Childhood Experiences (ACE) Study: Relationship of Childhood Abuse and Household Dysfunction to Many of the Leading Causes of Death in Adults. *American Journal of Preventive Medicine* 14(4), S. 245–258.

Fischer, G. (2011): *Neue Wege aus dem Trauma.* Ostfildern: Patmos.

Flatten, G.; Gast, U.; Hofmann, A.; Knaevelsruth, C.; Lampe, A.; Liebermann, P.; Maercker, A.; Reddemann, L. & Wöller, W. (2011): S3-Leitlinie Posttraumatische Belastungsstörung (AWMF Leitlinie). *Trauma & Gewalt* 3, S. 202–210.

Gapp-Bauss, S. (2008): Selbstfürsorge und Selbststeuerung. In: Fliß, C. & Igney, C. (Hrsg.): *Handbuch Trauma und Dissoziation. Interdisziplinäre Kooperation für komplex traumatisierte Menschen.* Lengerich: Pabst Science Publisher, S. 286–296.

Hantke, L. & Görges, H.-J. (2012): *Handbuch Traumakompetenz. Basiswissen für Therapie, Beratung und Pädagogik.* Paderborn: Junfermann.

Hebb, D. (1949): *The Organization of Behavior.* New York: Wiley.

Heigl-Evers, A. & Ott, J. (2002): Die psychoanalytisch-interaktionelle Methode. *Theorie und Praxis.* Göttingen: Vandenhoeck & Ruprecht, 4. Auflage.

Henderson, J. (2001): *Embodying, Well-Being oder wie man sich trotz allem wohlfühlen kann.* Bielefeld: AJZ Druck & Verlag.

Henderson, J. (2007): *Das Buch vom Summen.* Bielefeld: AJZ Druck & Verlag.

Henderson, J. (2014): *Embodying, Well-Being oder wie man sich trotz allem wohlfühlen kann.* Bielefeld: AJZ Druck & Verlag, 5. Auflage.

Hobfoll, S. E.; Watson, P.; Bell, C. C.; Bryant, R. A.; Brymer, M. J.; Friedman, M. J.; Friedman, M.; Gersons, B. P.; de Jong, J. T.; Layne, C. M.; Maguen, S.; Neria, Y.; Norwood, A. E.; Pynoos, R.; Reissman, D.; Ruzek, J. I.; Shalev, A. Y.; Solomon, Z.; Steinberg, A. M. & Ursano, R. J. (2007): Five Essential Elements of Immediate and Mid-Term Mass Trauma Intervention: Empirical Evidence. *Psychiatry* 70 (4), S. 283–315.

Hofmann, A. (2014): Absorptionstechnik. In: Rost, C. (Hrsg.): *Ressourcenarbeit mit EMDR. Vom Überleben zum Leben. Bewährte Techniken im Überblick.* Paderborn: Junfermann, 2. Auflage, S. 55–61.

Huber, M. (2003): *Trauma und die Folgen. Trauma und Traumabehandlung Teil 1,* Paderborn: Junfermann.

Huber, M. (2003): *Wege der Traumabehandlung. Trauma und Traumabehandlung Teil 2.* Paderborn: Junfermann.

James, E. L.; Bonsall, M. B.; Hoppitt, L.; Tunbridge, E. M.; Geddes, J. R.; Milton, A. L. & Holmes, E. A. (2015): Computer Game Play Reduces Intrusive Memories of Experimental Trauma via Reconsolidation-Update Mechanismus. *Psychological Science* 26 (8), S. 1201–1215.

Josten, K. & Volmer, J. (2012): *Pferde und Dissoziation. Stabilisierungsarbeit mit traumatisierten Menschen im Rahmen pferdegestützter Therapie.* DOI: 10.2378/mup2012.art05d.

Kabat-Zinn, J. (2013): *Gesund durch Meditation: Das große Buch der Selbstheilung mit MBSR.* München: Knaur.

Kessler, R. C.; Sonnega, A.; Bromet, E.; Hughes, M.; Nelson, C. B. & Breslau, N. (1999): Epidemiological risk factors for trauma and PTSD. In: R. Yehuda (Hrsg.): *Risk factors for posttraumatic stress disorder.* Arlington, VA: American Psychiatric Association.

Kneipp. S. (2004): *Wasserkur und Pflanzenatlas.* (Repr.-Aufl. der Orig.-Ausg. Kempten, Kösel, 1894 und 1892, 52. und 3. Aufl.) Holzminden: Reprint-Verlag Leipzig.

Krakow, B.; Kellner, R.; Pathak, D. & Lambert, L. (1995): Imagery rehearsal treatment for chronic nightmares. *Behaviour Research and Therapy* 33, S. 837–843.

Merkle, R. (2018): *Lachen ist gesund. Wie Lachen die Gesundheit fördern und gesund machen kann.* ↗ https://www.palverlag.de/Heilkraft-des-Lachens.html.

Müller, T. & Paterok, B. (2010): *Schlaftraining. Ein Therapiemanual zur Behandlung von Schlafstörungen.* Göttingen: Hogrefe.

Newberg, A. & Waldman, M. R. (2010): *Der Fingerabdruck Gottes.* München: Kailash-Verlag.

Nijenhuis, E. R. S.; van Engen, A.; Kusters; I. & van der Hart; O. (2001): Peritraumatic Somatoform and Psychological Dissociation in Relation to Recall of Childhood Sexual Abuse. *Journal of Trauma and Dissociation* 2, S. 49–58.

Nilsson, U. (2009): The Effect of Music Intervention in Stress Response to Cardiac Surgery in a Randomized Trial. *Heart & Lung, The Journal of Acute and Critical Care* 38, S. 201–207.

Nilsson, U.; Unosson, M. & Rawal, N. (2005): Stress Reduction and Analgesia in Patients Exposed to Calming Music Postoperatively. A Randomized Trial. *European Journal of Anaesthesiology* 22, S. 96–102.

Nolte, A. (2018): Karate als Medizin. *Psychologie Heute compact* 52, S. 82–83.

Ogden, P.; Minton, K. & Pain, C. (2010): *Trauma und Körper. Ein sensumotorisch orientierter Ansatz.* Paderborn: Junfermann.

Overkamp, B. (2005): Differenzialdiagnostik der dissoziativen Identitätsstörung (DIS) in Deutschland – Validierung der Dissociative Disorders Interview Schedule (DDIS). Inaugural Dissertation an der Ludwig-Maximilians-Universität. ↗ https://edoc.ub.uni-muenchen.de/4409/1/Overkamp_Bettina.pdf.

Panksepp, J. (1998): *Affective Neuroscience: The Foundations of Human and Animal Emotions.* New York: Oxford University Press.

Pietrowsky, R. & Thünker, J. (2015): *Ratgeber Albträume. Informationen für Betroffene und Angehörige.* Göttingen: Hogrefe.

Pietrowsky, R. (2015): Albträume. und ihre Behandlung mithilfe der Imagery Rehearsal Therapie. *Verhaltenstherapie und Verhaltensmedizin* 36, S. 152–162.

Pietrowsky, R. (2018): Albträume in Schlaf: Fakten, Forschung. *Therapien* 7, S. 26–33.

Quigley, D.: ↗ https://www.alchemyinstitute.com.

Raskind, M. A.; Peskind, E. R.; Hoff, D. J.; Hart, K. L.; Holmes, H. A.; Warren, D. & Shofer, J. et al. (2007): A parallel group placebo control study of prazosin for trauma nightmares in sleep disturbances in combat veterans with posttraumatic stress disorder. *Biological Psychiatry* 61, S. 928–934.

Reddemann, L. (2001): *Imagination als heilsame Kraft. Zur Behandlung von Traumafolgen mit ressourcenorientierten Verfahren.* Stuttgart: Klett-Cotta, 2. Auflage.

Riemann, D. (2004): *Ratgeber Schlafstörungen.* Göttingen: Hogrefe.

Rost, C. (Hrsg.) (2017): *EMDR zwischen Struktur und Kreativität.* Paderborn: Junfermann.

Rothbaum, B. O.; Foa, E. B.; Riggs, D. S.; Murdock, T. & Walsh, W. (1992): A Prospective Examination of Post-Traumatic Stress Disorder in Rape Victims. *Journal of Traumatic Stress* 5, S. 455–475.

Sack, M. & Mattheß, H. (2013): Somatoforme Störungen und komplexe Traumastörungen. In: M. Sack, U. Sachsse & J. Schellong (Hrsg.): *Komplexe Traumafolgestörungen. Diagnostik und Behandlung von schwerer Gewalt und Vernachlässigung.* Stuttgart: Schattauer, S. 486–490.

Schnack, G. (2015): *Neue Körperwunder gegen Stress. Rituale zum Entspannen im Alltag.* Freiburg: Kreuz.

Schnyder, U.; Ehlers, A.; Elbert, T.; Foa, E.B.; Gersons, B.P.R.; Resick, P.A.; Shapiro, F. & Cloitre, M. (2015): Psychotherapien für PTBS: Was haben sie gemeinsam? *European Journal of Psychotraumaology* 6: 28186. German Version.

Schore, A.N. (2001a): The Effects of a Secure Attachment Relationship on Right Brain Development, Affect Regulation, and Infant Mental Health. *Infant Journal of Mental Health* 22, S. 7–66.

Schore, A.N. (2001b): The Effects of Early Relational Trauma on Right Brain Development, Affect Regulation, and Infant Mental Health. *Infant Journal of Mental Health* 22, S. 201–269.

Schredl, M. & Wees, H.-G. (2011): Deutsche Gesellschaft für Schlafforschung und Schlafmedizin (DGSM, AG Traum): Patientenratgeber Schlafstörungen und ihre Behandlungsmöglichkeiten: Parasomnien. ↗ http://www.dgsm.de/downloads/patienteninformationen/ratgeber/DGSM%20Ratgeber%202015/Parasomnien%20DIN%20A5%20-%20PFADE.pdf.

Servan-Schreiber, D. (2004): *Die neue Medizin der Emotion.* München: Goldmann.

Shapiro, E. (2007): 4 Elements in EMDR. *Journal of EMDR Practice and Research* 1 (2), S. 122–124.

Steele, K.; Boon, S. & van der Hart, O. (2017): *Die Behandlung traumabedingter Dissoziation. Eine praxisorientierte, integrative Vorgehensweise.* Lichtenau: GP Probst.

Stickgold, R. (2002): EMDR: A Putative Neurobiological Mechanism. *Journal of Clinical Psychology* 58, S. 61–75.

Thich Nhat Hanh (2001): *Innerer Friede – äußerer Friede.* München: Droemer Knaur.

Vickhoff, B. et al. (2013): Music structure determines heart rate variability of singers. Fron. Psychol. ↗ https://doi.org/10.3389/fpsyg.2013.00334; deutsch: ↗ https://www.wissenschaft.de/umwelt-natur/herzen-von-chorsaengern-schlagen-im-gleichtakt / ↗ https://www.welt.de/gesundheit/article117855047/Singen-im-Chor-laesst-Herzen-synchron-schlagen.html.

Werner, E. (1971): *The children of Kauai: A longitudinal study from the prenatal period to age ten.* Honolulu: University of Hawaii Press.

Wesselmann, D. (2003): *The Whole Parent: How to Become a Terrific Parent Even If You Didn't Have One.* Da Capo Press Inc.

WHO (2013): *Assessment and Management of Conditions Specifically Related to Stress.* mhGAP Intervention Guide Module.

Wikipedia-Beitrag zu Autonomous Sensory Meridian Response (ASMR): ↗ https://de.wikipedia.org/wiki/Autonomous_Sensory_Meridian_Response.

Williams, L.M. (1994): Recall of Childhood Trauma: A Prospective Study of Women's Memories of Child Sexual Abuse. *Journal of Consulting and Clinical Psychology* 62, S. 1167–1176.

Williams, L.M. (1995): Recovered Memories of Abuse in Women with Documented Child Sexual Victimization Histories. *Journal of Traumatic Stress* 8, S. 649–673.

Winson, J. (1993): The biology and function of rapid eye movement sleep. *Curr Opin Neurobiol* 3, S. 243–248.

World Health Organization (WHO) (2013): *WHO Guidelines for the Management of Conditions Specifically Related to Stress.* Geneva: World Health Organization.

Yehuda, R.; McFarlane, A. & Shalev, A. (1999): Predicting the Development of Posttraumatic Stress Disorder from the Acute Response to a Traumatic Event. *Biolological Psychiatry* 44 (12), S. 1305–1313.

Zöllner, T.; Calhoun, L.G. & Tedeschi, R.G. (2006): Trauma und persönliches Wachstum. In: Maercker, A. & Rosner, R. (Hrsg.): *Psychotherapie der Posttraumatischen Belastungsstörung.* Stuttgart: Thieme.

Danksagung

Dieses Buch profitiert von den Pionierleistungen, „Erfindungen", Gedanken und Entwicklungen vieler Kollegen und Kolleginnen. In den 1990er-Jahren rückte „Trauma" (sexualisierte Gewalt, Kindesmisshandlung, häusliche Gewalt, politische Gewalt) wieder mehr in den Blickpunkt der Aufmerksamkeit. In Deutschland haben verschiedene Menschen das Traumabewusstsein in besonderer Weise geprägt:

- Michaela Huber schaffte mit ihren Büchern und Ausbildungskursen Grundlagenwissen für die Behandlung hochdissoziativer Menschen.
- Arne Hoffmann hat EMDR (Eye Movement Desensitization and Reprocessing) als Behandlungsansatz nach Deutschland geholt und für die Bedürfnisse auch komplex traumatisierter Menschen modifiziert.
- Luise Reddemann hat mit der Entwicklung von PIT (Psychodynamische Imaginative Therapie) explizit die imaginativen Verfahren in die Behandlung integriert.

Genauso profitiert haben wir von der Zusammenarbeit mit internationalen Kolleginnen und Kollegen, die auf Konferenzen, in Vorträgen und mit viel persönlichem Engagement die Entwicklung in Deutschland unterstützt haben. Als weitere Pioniere seien genannt:

- Onno van der Hart (und sein Team u.a. mit Ellert Nijenhuis, Suzette Boon und Kathy Steele) aus den Niederlanden / USA
- Richard Kluft (USA)

Ihre Arbeitsweise baut auch auf hypnotherapeutischen Grundlagen auf.

Und es gibt viele, viele andere, die aus ihren jeweiligen Fachbereichen heraus das Traumafeld weiterentwickelt und bereichert haben, wie z. B.:

- Ulla Fröhling als Journalistin und Mitbegründerin der Renate-Rennebach-Stiftung zur Unterstützung Überlebender sexueller und ritueller Gewalt,
- Thorsten Becker, der sich auf vielfältige Art und Weise für die Sozialarbeit, den Kinderschutz, die Ausstiegsbegleitung und vieles mehr engagiert.

Seit Anfang der 1990er-Jahre sind wir beide in die Behandlung von Traumapatientinnen und Traumapatienten und/oder in die Forschung zur Traumafolgestörungen involviert. In diesem Zeitraum entwickelte sich die Psychotraumatologie in Deutschland in großen Schritten. Nicht nur die universitäre Forschung zu Trauma und Dissoziation hat mittlerweile aufgeschlossen. Seit 2006 hat auch die Deutsche Gesetzliche Unfallversicherung (DGUV) als Dachverband der Berufsgenossenschaften die Abklärung psychischer Unfallfolgen nach Arbeits- oder Wegeunfällen in ihren Leistungskatalog aufgenommen. Dadurch hat sich die Versorgungssituation für Menschen mit akuter Traumatisierung und Monotrauma verbessert. Leider gilt dies nicht in gleichem Maße für die reale Versorgungssituation von komplex traumatisierten Menschen. Trotz geschärftem politischem Bewusstsein besteht hier noch großer Handlungsbedarf.

Wir waren u.a. als Gründungsmitglieder von Fachgesellschaften wie EMDRIA-Deutschland (Eye Movement Desensitization and Reprocessing – International Association in Deutschland), der deutschen Sektion der ISSD (International Society of the Study of Dissociation, jetzt Deutschsprachige Gesellschaft für Trauma und Dissoziation DGTD) und der europäischen Traumafachgesellschaft ESTD (European Society for Trauma and Dissociation) an der Entwicklung aktiv beteiligt und haben lange in den jeweiligen Vorständen mitgearbeitet. Auch haben wir in den letzten Jahren und Jahrzehnten Kolleginnen und Kollegen in spezieller Psychotraumatologie und Traumapädagogik (Curriculum der DeGPT) und EMDR ausgebildet.

Ganz besonders danken möchten wir beide unseren zahlreichen Patientinnen und Patienten. Dank ihrer Geduld und ihres freundlichen Sich-Einlassens haben wir – mit Versuch und Irrtum – viel gelernt und verstanden. Die wichtigste Botschaft aus diesem gemeinsamen Lernen ist für uns, dass keine Technik immer funktioniert und es deswegen so wichtig ist, unterschiedlichste therapeutische Herangehensweisen zur Auswahl zu haben. Jeder Mensch ist anders, jede Lebensgeschichte, Fantasie bzw. Imagination ist ganz persönlich und individuell. Das macht die therapeutische Arbeit ja so spannend und kreativ, aber eben auch nicht vorhersehbar.

Danken möchten wir auch Jana Kaiser, die uns durch ihr kritisches Mitlesen, Korrigieren und ihre Rückfragen als Nichtfachfrau geholfen hat, verständlich zu schreiben. Und wir danken dem Junfermann Verlag und Heike Carstensen für die Möglichkeit, dieses Buch zu schreiben und zu veröffentlichen.

Die Autorinnen

Beide Autorinnen hat auch die direkte Zusammenarbeit mit Kollegen und Kolleginnen geprägt.

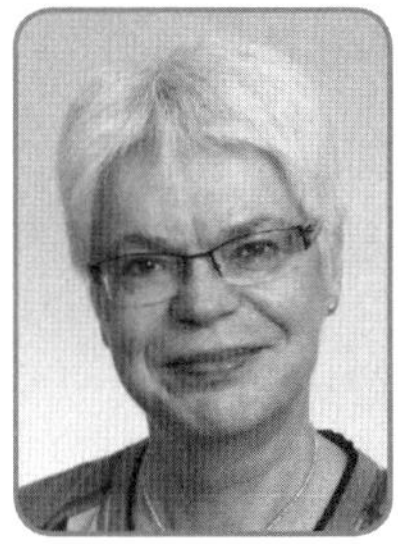

Christine Rost: Jahrgang 1958, Doktor der Medizin, Frauenärztin und Ärztin für Psychotherapeutische Medizin, EMDR-Trainerin seit 2003

Für mich war prägend der Aufbau einer Station mit dem Schwerpunkt auf der Behandlung von Traumafolgestörungen mit Dr. Arne Hofmann (in der Klinik Hohe Mark in Oberusel gab es so das erste stationäre Behandlungsprogramm für Frauen mit einer dissoziativen Identitätsstörung), die Zusammenarbeit mit den MitarbeiterInnen im EMDR-Institut Deutschland und des Zentrums für Psychotraumatologie in Frankfurt und der gemeinsam mit Franz Ebner gehaltene Kurs „Behandlung von komplex traumatisierten Menschen“ beim Curriculum der DeGPT.

Wichtige Begleiterinnen für die Einbeziehung des Körpers in die Traumatherapie waren für mich Veronika Engl (1. Vorsitzende von EMDRIA-Deutschland), Anna-Maria Ladik als Zapchen-Somatics-Trainerin und Esther Ebner, die als Körpertherapeutin immer wieder Impulse einbringt, den Körper als Ressource in der Traumatherapie zu begreifen.

Seit 20 Jahren bin ich nun in Frankfurt am Main als Ärztin für psychotherapeutische Medizin niedergelassen und arbeite als ärztliche Psychotherapeutin, Supervisorin und EMDR-Trainerin.

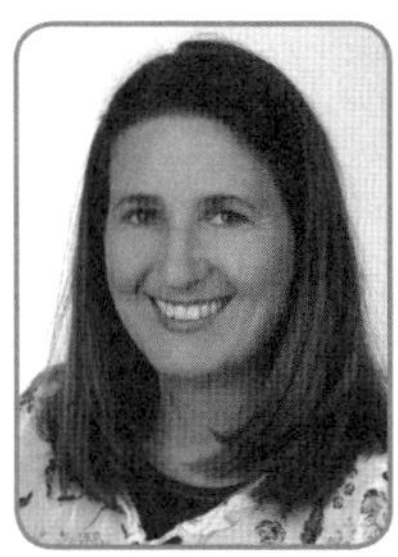

Bettina Overkamp, Jahrgang 1967, Diplom-Psychologin, Doktor der Philosophie

Promotion zur Differentialdiagnostik der Dissoziativen Identitätsstörung in Deutschland anhand der Validierung des diagnostischen Manuals DDIS (Dissociative Disorders Interview Schedule) von Colin Ross. In diesem Rahmen haben mir deutschlandweit traumatisierte PatientInnen in verschiedenen stationären Einrichtungen Auskunft über ihre dissoziative Symptomatik gegeben.

Nach Mitarbeit in der Uni München, der Ärztlichen Kinderschutzstelle der Landeshauptstadt München und in der Trauma-Ambulanz der Psychiatrischen Landesklinik Lübben arbeite ich seit 2007 im Unfallkrankenhaus Berlin (UKB), Abteilung Psychotraumatologie. Die Aufgaben liegen hier sowohl im Konsildienst (Versorgung stationärer PatientInnen nach Unfällen) als auch in den Trauma-Ambulanzen der BG im UKB und in der dazugehörigen UBS (Unfallbehandlungsstelle). Prägend für mich ist bis heute die fachlich anregende und kreative Zusammenarbeit mit Annette Brink.

Die wissenschaftliche Arbeit hat mich immer fasziniert, sodass ich neben dem Verfassen von Fachartikeln auch in verschiedene Forschungsprojekte zu Komplextrauma (u.a. mit Martin Sack, Ulrich Sachsse und Birger Dulz) involviert war und als wissenschaftliche Beratung die Extreme Abuse Survey (EAS)-Studie begleitet habe. Seit 2015 bin ich Teil der Traumapädagogik-Ausbildung am Institut für mehrgenerationale Familientherapie (ImFT) in Lüneburg.

Index